聖学院大学総合研究所カウンセリング研究センター編

被災者と支援者のための心のケア

聖学院大学出版会

はじめに

東日本大震災は、私たちからすべてのものを奪いました。直接被災した方々からは、かけがえのない命と健康を、生活の基盤であった家屋財産を、心のよりどころであったふるさとを奪いました。そして被災者、支援者を問わず、すべての人々から心の安定を、そして悲しみ苦しむ心に語りかけることばを奪っていきました。

この冊子は、被災者と支援者の心のケアに役立つことをめざして書かれています。臨床心理士、精神科医、牧会カウンセラー、スピリチュアルケアの専門家が書き、まとめました。しかしそれぞれの著者が、あまりに悲惨な現状に語りかける言葉を見いだしえない、また言葉にならないもどかしさを感じながら書きました。著者たちがもがき苦しみの中から書いたことばが、被災した方々、支援する方々の心のどこかに伝わることを願っています。

この冊子は、どこから読んでいただいても、また目にとまった一箇所だけを読んでいただくだけでもよいように編集してあります。

街、建物、生活の営みの復旧・復興とともに、心の復興が一日も早くなされることを願っています。

聖学院大学総合研究所
カウンセリング研究センター

もくじ

第1章

被災と心身のケア

避難所などから仮設住宅や新しい家へと移り住み、新しい生活が始まっていきますと、一見「日常」を取り戻したかのように思われますが、それはけっして以前の「日常」ではないと感じられている方も多いと思います。住み慣れた場所を離れて、今までとは違う生活のリズムに慣れるのは、時間がかかることです。少しでも気持ちよく、健康的に毎日を送ることができるように、心と体に気をつけてください。

新しい環境に慣れてきて、ようやく少し落ち着いたかなと思うころが、実は心のバランスを崩《くず》しやすい時期でもあります。それまでは、いろいろと緊張し、張り詰めていた気持ちが、ふと緩《ゆる》んでくるからです。大きな災害にあった場合はその直後だけでなく、もっと長い期間、体に不調が起きたり、今までとは違う気持ちの変化が出てきたりするのです。

＊＊　気をつけたい体と心の症状　＊＊＊

眠れない、眠りが浅くなる、怖《こわ》い夢を見る、食欲がない、発熱、高血圧、便秘、下痢、などの体の不調。

〈そのときの光景が何度も思い浮かんでしまう〉、〈ちょっとした物音でもびくっとなる〉、〈やる気が出ない〉、〈朝起きられない〉、〈集中力がない〉、〈ちょっとしたことでイライラしてしまう〉、〈感情的になりやすい〉、〈死にたいと思う〉、など。

心のバランスを崩してしまうのはごく普通のことで、けっして「心が弱い」とか「根性が足りない」ということではありませんし、恥ずかしいことでもありません。多くの場合は自然と回復していきますが、回復するのに長い時間がかかることもあります。ですから、心と体の健康にはつねに気をつけておいていただきたいのです。

心と体の健康を保つために

❶ ご自身の体の健康に気をつけてください

まずは規則正しい生活と食生活を守ることです。また、運動不足にも気をつけましょう。散歩や軽い運動など、できるだけ積極的に体を動かすように心がけてください。天気のいい日にお散歩などをすれば、気分転換にもなります。身だしなみを整えることも大切です。歯磨き、髭剃《ひげそ》り、お化粧など、身だしなみを整えると、気持ちもすっきりするでしょう。

新しい環境での慣れない生活のために、体の免疫力が低下していることもあります。体のことで何か気になることがあったら、早めに病院に行かれることをお勧めします。

お酒の飲みすぎには、注意しましょう。眠れないからとお酒を睡眠薬代わりにしたり、イヤなことを忘れるためについつい飲んだりしてしまっているうちに、体を壊してしまう人々が大勢います。お酒は一時的な慰《なぐさ》めにはなりますが、問題の解決にはなりませんし、かえって、心と体、そして、人間関係に深刻な問題を引き起こしかねません。

もし周りの人で心配な方がいたら、ぜひ声をかけてあげてください。必要ならば、ご本人ではなく、家族や周りの人が医療機関に相談しに行くこともできます。

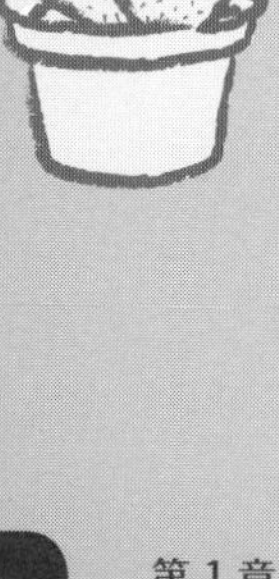

お酒の危険信号

〈お酒のことで家族や友人との人間関係にひびが入ってしまった〉、〈飲まないつもりでいてもつい飲んでしまう〉、〈飲み出すと崩れるまで飲んでしまう〉、〈酔って記憶のないことがある〉、〈お酒が切れると、指の震《ふる》え、動悸《どうき》、イライラなどの症状が出るけれど、飲むと症状が消える〉、など。

❷ 人とのお付き合いを大切にしてください

新しい場所での新しい生活で、知り合いも少ないと、心細く思われるかもしれません。そのようなときには「おはようございます」「こんにちは」とあいさつすることから始めてみてください。

とくに仮設住宅の場合は、構造上の問題もあって、音漏《も》れや住みにくさなどがトラブルの原因になりやすいものです。慣れない住環境の中で、においや音にも敏感になっている方も多くいます。ですから、お互いにできるだけ快適に暮らすことができるよう心がけたいものです。人は「顔の見える関係」になると、少々のことは我慢できるようになります。「いつもすみません」「ありがとうございます」などの声をかけ合っていくだけでも、だいぶ違うのではないでしょうか。

同じ「被災者」とはいえ、お互いの状況も違えば、物事のとらえ方も違います。当然、気持ちの立て直し方やそれにかかる時間も人それぞれです。また、家族の中でもそれは違ってきます。ですから、人間関係、家族関係がなんとなくギクシャクしてしまったり、ささいなことでケンカになってしまったり、ということが起こりがちです。よい人間関係を保つためにも、気持ちをきちんと言葉にして伝え合い、お互いの差を認め合うことが大切です。時には第三者に入ってもらったほうが、スムーズに行く場合もあります。

❸ 心の健康に気をつけてください

皆さんは大切な方々、大切な物や財産、仕事、生活の基盤など、多くのものをなくされたことでしょう。このような喪失体験はさまざまな感情を引き起こします。たとえば、「なぜこのような目にあうのか」という怒《いか》りや、嘆《なげ》き、悲しみ、あるいは「〜していればよかった」「助けてやれなかった」という後悔や悔《くや》しさ、「なぜ自分が生き残ってしまったのか」「誰々の代わりに自分が死ねばよかった」という罪悪感、「もう生きていても仕方がない」という無力感や絶望感などを感じるのが普通です。

そのような気持ちが起こってきたときには、その気持ちを無理に押さえ込んだり、無視しようとしたり、否定する必要はありません。無理に抑えようとすると、心身に不調が起きたり、人間関係がうまくいかなくなるなどの問題が出てきてしまいます。ですから気持ちを抑えず、しっかりと嘆き悲しんだり、怒りを感じたりすることが大切なのです。

そのためには、安心できる場で安心できる人に、自分が今感じていることを話せるといいでしょう。あるいは、自分の体験したことや今の気持ちを言葉や絵で表現したり、故人に対して伝えたいことを手紙にしたりしてみるのもいいかもしれません。場合によっては、カウンセラーなどに話をすることもいいでしょう。

無理に前向きになろうとしたり、自分を納得させようとしたりする必要はありません。皆さんの心の中の時計は「あの時」で止まったまま、でいいのです。でもご自身の体験を、時間をかけて少しずつ心に納めていくことができたら、悲しみがなくなるわけではありませんが、ちょっとだけ前に進もうと思えるかもしれません。

慣れない環境の中での新しい生活は、どうしてもストレスが多くなります。ですから意識的に、バランスのよい食事をとる、タバコやアルコールの量を減らす、定期的に休みを取る、趣味を持つ、家族や友人と一緒に過ごすなどして、ストレスを減らすよう心がけてみてください。あまりがんばりすぎずに、休み休みやっていくことが大切です。

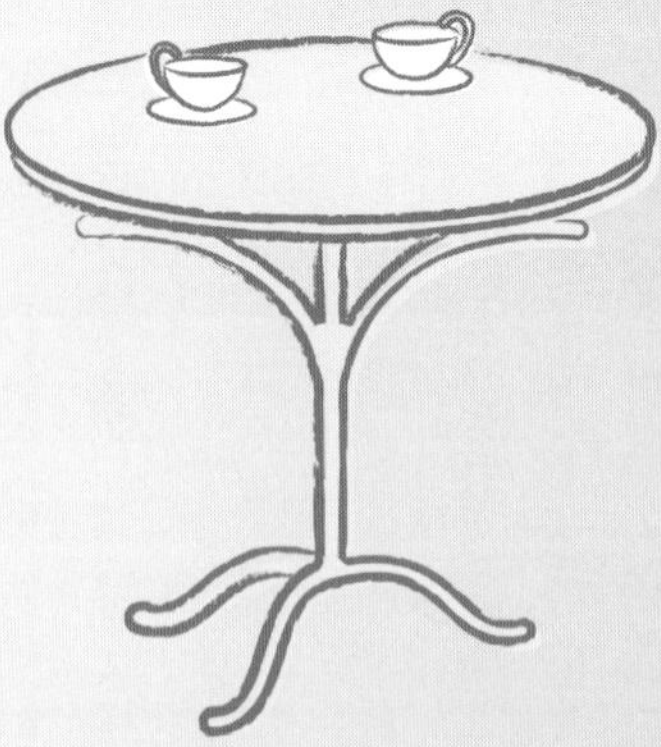

支援の視点

仮設住宅や新居に移り住むと、避難所のときとは違った課題が出てきますし、支援の必要も変わってきます。一つ覚えておいていただきたいのは、被災された方の目に見える態度や表情と、心の中で起きていることにはギャップがあるということです。笑顔で平穏に暮らしているように見えても、心の傷は深く、まだまだ癒《い》えていない部分も大きかったり、「大丈夫」と言いつつ、気持ちは揺れ動いたりしていることも多いのです。ですから、被災者の表面的な部分だけではなく、言葉や態度に注意しつづけることが大切です。

また、被災者が必要としている支援を行うことが大切です。実はありがた迷惑だという支援でも、被災者はそれを断ると必要な支援まで打ち切られるのではないかと考え、はっきりと断れないことが多いのです。ですからつねに、こちらが、「**被災者のニーズは何か、それに応えるにはどうしたらいいか**」という視点から考えることが必要です。

〈身体的なケア〉、〈ソーシャルなケア〉、〈心理的なケア〉に分けて支援を考え、まとめてみました。

〈身体的なケア〉

身体面のケアでは、看護師や保健師、医師の医療相談、あるいは生活習慣病予防などの講習会や育児相談などがニーズとしてあります。また、知っている病院がない、病院に行く手段がないなどの理由で、なかなか医療機関を受診できない被災者もいます。そのような方のサポートとして、近くの医療機関マップがあると便利ですし、病院への送迎サービスなどもあると助かります。

〈ソーシャルなケア〉

イベントやレクリエーションなどは、ニーズや目的をよく考える必要があります。たとえば、単発的に盛り上がるものにするのか、ある程度継続的に行えるものがいいのか、被災者だけで行うのか、地域住民との交流を目的とするのか、などです。

毎日することがないと「自室にこもって一人でテレビを観ているだけ」という生活パターンに陥ってしまいがちです。人との交流を押しつけることは避けるべきですが、訪問などで声をかけたり、外に出て他の人と一緒に何かをする機会を設けたりして、被災者が孤立してしまわない状況をつくることが大切です。体を動かしたり、囲碁《いご》・将棋《しょうぎ》、手芸などの趣味の会や茶話《さわ》会など、住民が気軽に参加できる機会があるといいでしょう。

〈心理的なケア〉

今後は、支援する人々が、被災者の心の動きに敏感であることがますます重要になってきます。アルコール依存症やうつ状態などに関する基本的な知識も持っていたほうがいいでしょう。また、同じ「被災者」であっても、徐々に仕事や住居などの生活基盤を取り戻す人や、市営住宅などに当選して仮設を出て行く人などが出てくると、残った方々にいろいろな心の動きが出てきます。そのようなことにも注意してください。

もう一つの課題は、このような大きな喪失体験をしたときには、その悲しみや痛みを乗り越えて、新たな一歩を踏み出していくという心の作業が必要だということです。それは時間がかかるプロセスであり、それにかかる時間は一人ひとり違います。

心のケアを通じて支援したいと考えているならば、十分な注意が必要です。相手の心に土足で入っていき、気持ちを引き出そうとしたり、相手の考えを批判したり、否定したりすることを避けるのは当然ですが、「こう考えたらどうか」「こんな風に前向きになろうよ」などと、ある方向に相手の心を向けさせようとすることも避けなければなりません。

私たちが実際にできるのは、「あなたのことを気にかけていますよ」というメッセージを言葉や態度で伝えることと、そばにいてただ話を聴くことだけかもしれません。私たちには、その方の感じている苦しみや悲しみを完全に理解することも、すべてを共有することもできませんが、それでも黙って隣に座り、話を聴くことはできます。

最後に、支援者は「**誰のための、何のための支援なのか**」をつねに覚えておく必要があります。「支援する側」と「支援される側」という構図をつくってしまわないように気をつけなければなりません。支援してもらうことが当たり前になると、自らの足で立とうという気持ちが出てこなくなってしまうからです。

ですから、活動をしていくなかで、「自分たちの満足のためにやっていないだろうか?」「自分たちのしていることが、被災された方々が自立して、自分の生活を取り戻していくことの手助けになっているだろうか?」ということを自己吟味していく必要があります。

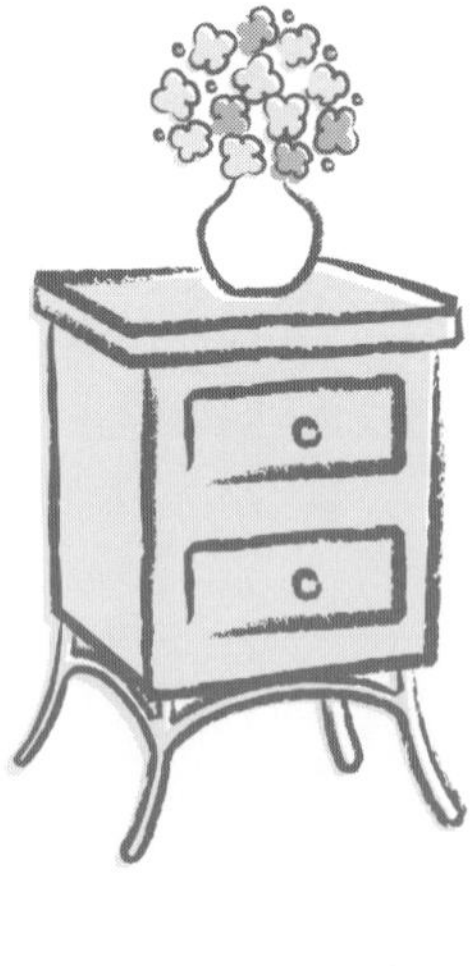

コラム

注意してほしい言葉

励《はげ》ますつもりで、元気づけるつもりで言ったのに、かえって相手を傷つけることになってしまう言葉があります。もちろんこれらの言葉は「絶対に言ってはいけない言葉」ではありませんが、相手との関係や相手の方の気持ちなどによっては、逆効果になる可能性のある言葉ですので、注意してください。

◆「そんなに悲しまないで。がんばろうよ」「そんなふうに考えないで」「自分を責めないで」「そんなふうに相手を責めちゃいけないよ」など

これらの言葉は、聞いた人が自分の悲しみやつらさ、自分を責めざるをえない気持ちを否定されたと受け取ってしまいやすい言葉です。あなたにそんなつもりがなくても、その人のために良かれと思っての言葉であっても、ご本人の気持ちを否定するような言葉をかけないように気をつけてください。

◆「あなたの気持ちはわかります」など

相手によっては「私の気持ちが、あなたにわかるわけがない」という気持ちを持たれるかもしれません。まったく同じ体験をしたとしても、その人が感じていることがあなたと一緒だとは限りません。十人いれば十通りの感じ方、とらえ方があるのです。ですから、安易に「気持ちがわかる」と言わないほうがいいでしょう。

◆**「もっと大変な人もいるんだからがんばろう」「あの人に比べればましだよね」**など

他の人と比較をしてしまうと、その人は素直に自分の気持ちを出せなくなってしまいます。人との比較ではなく、その人の苦しみ、つらさをそのまま受けとめてあげてください。

◆**「もうそろそろ元気出さなくちゃ」「いつまで悲しんでいるの」**など

被災した人とそうではない周りの人とでは、時間の進む感覚が違います。周りの人にとっては「もう一年たった」かもしれませんが、ご本人にとっては「まだ一年しかたたない」かもしれません。

◆**「不幸なことの中にも良いことはあるよ」「悪いことばかりに目を向けないで、良かったことに目を向けよう」**など

仮に今回の被災体験の中に「良いこと」があったからといって、そのつらい体験が帳消しになるわけではありませんし、悲しみや苦しみはそのまま残ります。そんなに簡単に気持ちに切り替えができるわけではないことに気をつけましょう。

◆**「大丈夫だから安心して」「心配いらないよ」**など

相手を安心させたいという気持ちからこのように言うことがありますが、根拠もなしに大丈夫などと保証しないほうがいいでしょう。できないことは言わない、約束できないことは言わない。むしろ「心配だよね。何ができるかわからないけど、一緒に考えるから」などと言ったほうが安心につながります。

第２章

子どもの心のケア

被災した子どもたちは、今何を感じ、どのような反応をしているのでしょうか？　災害は大人たちだけでなく、子どもたちの心にも大きな影響を与え、深い傷を負わせることもあります。

災害によって子どもの受ける影響は、ある部分は大人と同じですが、子ども特有の反応や感情表現の仕方もあります。子どもはまだ発達段階の途中ですし、心と体が未分化ですから、年齢によっても反応がずいぶん違います。また子どもの性格によっても違ってくることを知っておいてください。

子どもたちが被災で受けた心の傷を癒《い》やし、この体験を乗り越えるには、保護者の方、そして周りの大人たちの力が必要です。彼らは、自分を理解して支えてくれる人の存在によって、少しずつ元気になっていくのです。

心身のストレス反応

災害によるダメージと、その後の安定しない生活によるストレスのため、子どもたちの心身にはいろいろなストレス反応が現れます。それは子どもたちからのＳＯＳのサインだと考えられます。

＊＊ 子どもの体の反応 ＊＊＊
夜眠れない、下痢や便秘をする、動悸《どうき》がする、体重が減ったり増えたりする、体が疲れきったような状態になる、など。

＊＊ 子どもの心の反応 ＊＊＊
泣く、怒《おこ》る、イライラする、パニック状態に陥る、無気力・無関心になる、不安になる、集中力に欠ける、決断ができなくなる、物忘れがひどくなる、死にたいと言う、など。

あるいは、以前はなかったような行動が見られたり、変化が見られたりするかもしれません。

＊＊ 子どもの行動の反応 ＊＊

自分をたたいたり、傷つけたりするなどの自傷行為、引きこもる、問題行動を起こす、不登校、登校しぶり、学業不振、友人関係がうまくいかない、など。

べたべたと甘えてくる、母親のそばを離れられない、一人でトイレに行けなくなる、一人で眠れないなどの「赤ちゃんがえり」。

これらの行動の変化は、子どもなりの恐怖や不安、不満の表現方法であり、それを言葉にできないから行動に表していると考えられます。ですからまずは、その行動をやめさせるのではなく、十分に受けとめて受け入れていくことが大切です。それから、問題となる行動以外の方法で、彼らの不安や不満を表現できるように手助けしてあげることです。

「おとなしくてよい子」「問題がなさそうに見える子」だからといって大丈夫なわけではありません。そういう子どものほうが、自分の抱えている感情を外に出せずに抱え込んでしまっている可能性があります。そのような場合、「つらかったら泣いていいよ」「がんばりすぎないで。弱音を吐いてもいいからね」と伝えてあげることが大切です。

子どものためにできること

❶ 生活のリズムを整えましょう

朝起きて学校に行き、夕方家に帰ってきて、夜ご飯を食べてお風呂に入って寝る。このような「いつもの生活」を続けていくことがとても大切です。災害とそのあとの避難生活は、予想のつかないことの連続でした。ですから少しでも、子どもたちが予想のつく「いつもの生活」に戻ることが大切です。

いつもとは違うけれど、あらかじめわかっている予定ならば、きちんと子どもに伝えておきます。たとえば、「ママは今日の午後市役所に行くから、○○チャンが学校から帰ってきても、まだ帰っていないかもしれないよ。でも四時には帰るから待っていてね」などのように言っておけば、子どもも安心するでしょう。

また子どもにとっては、変化の少ない、できるだけ安定した環境を整えてあげる必要があります。仮住まいだとしても、今の環境を大きく変えないですむならばそのほうがよいかもしれません。

また、毎日の生活の中に、楽しみを取り入れることも大事です。遊び心や楽しみを忘れないようにしてください。

❷ 子どもの気持ちをそのまま受けとめましょう

子どもが心身のストレス反応を示したり、行動面で変化をしたりしても、周りの大人たちはあわてず、「それは当たり前の反応なのだ」ということを子どもに伝えてあげることが大切です。

子どもにとっては、安全な場で安心できる人と、自分の体験や今感じていることなどを話し合う、分かち合うことが回復の手助けとなります。安全であるとは、どんな気持ちを表現しても受けとめてもらえるということです。ですから、子どもの話をじっくりと聞いてあげて、その子の中に起きている感情を否定せず、そのまま受け入れてあげていただきたいのです。

とくに家族や大切な友人などを亡くしている、目の前で人が亡くなっていくのを見たなど、「死」の体験は非常に大きな衝撃を与えます。悲しみ、怒り、罪悪感、自責の念、後悔、不安といったさまざまな感情が出てきます。大人自身が不安や罪悪感などを感じているときには、子どもの気持ちをなかなかそのまま受けとめてあげにくいものですが、ほかの方の手を借りたりしながら、見守ってあげてください。

コミュニケーション、スキンシップも大事です。そのことで子どもたちは安全な場があることを知り、頼れる人がいることを知ります。子どもたちは敏感に、大人たちの様子を感じ取っており、自分の話を聴いてもらえそうにないと思うと、だんだんと口を閉ざしてしまいます。現実生活の問題に対応するので精一杯になってしまうと、知らず知らずのうちに子どものことが後回しになってしまうかもしれません。ですから、意識して子どもと過ごす時間をつくってください。長くなくてもかまいません。お話ししたり、遊んだり、お手伝いをしてもらったり、勉強を一緒にするなど、時間の過ごし方はいろいろあると思いますし、子どもが「見てもらえている」と感じられる時間であればいいのです。赤ちゃんがえりも心配になると思いますが、生活に支障の出ることでなければ、焦《あせ》らず、子どもの気がすむようしてあげましょう。

子どもたちは、遊びや絵の中で自分の感情を表現したりします。絵や詩、歌、人形ごっこやブロック、粘土遊びなど、さまざまな方法を通して、思いっきり、自由に表現できるようにすることも大切です。時には、荒っぽい遊びが目立ったり、ぎょっとするような遊びをしたり、暗い絵を描くこともあったりしますが、それは彼らなりに自分の状況や感情に対処しようとしているあらわれなのです。ですから、やめさせるのではなく、そのことを通して子どもの話を聞いていただきたいと思います。不安や恐怖心が薄れてくれれば、そのような遊びも収まってきます。

❸ 子どもを「蚊帳《かや》の外」にしないでください

子どもも家族の一員です。何も感じていないように見えたとしても、家族で何が起きているのか、これから先どうなるのかについて漠然とした不安を抱いている場合も多くあります。ですから年齢に応じてですが、これから先の見通しなどをわかりやすく伝え、きっと大丈夫だからと安心感を与えてあげることが大事です。もちろん見通しの立たないこともありますが、その場合でも「何があってもあなたを見捨てない、あなたを守る」という保証をしてあげることが必要です。

引っ越しや転校などの、子ども自身が直接関係する問題も出てくるでしょう。そのような場合にも、大人だけで決めて結果を伝える、というのではなく、子どもの意思や意見を聞くことが大切です。最終決定は大人がすべきですが、決定の過程に子どもも参加させてあげてください。

子どもは、心に傷を受けやすいものですが、その分回復の機能も多く備わっています。周囲の大人のサポートとお互いに助け合おうとする姿勢があれば、心は回復していきます。ご自身が被災者であり、日々の生活に追われていたり、大きな問題に直面していたりするときには、なかなか子どものケアまで心が行き届かないかもしれません。そのような時には、お一人で頑張る必要はありません。誰か相談できる人を見つけたり、学校の先生やスクールカウンセラー、小児科のお医者さんや看護師さんなどの手を借りるなどしてみてください。

この悲しくてつらい体験は、簡単に乗り越えられるようなものではありませんが、少しずつ子どもたちに笑顔が戻ってくれればと願っています。

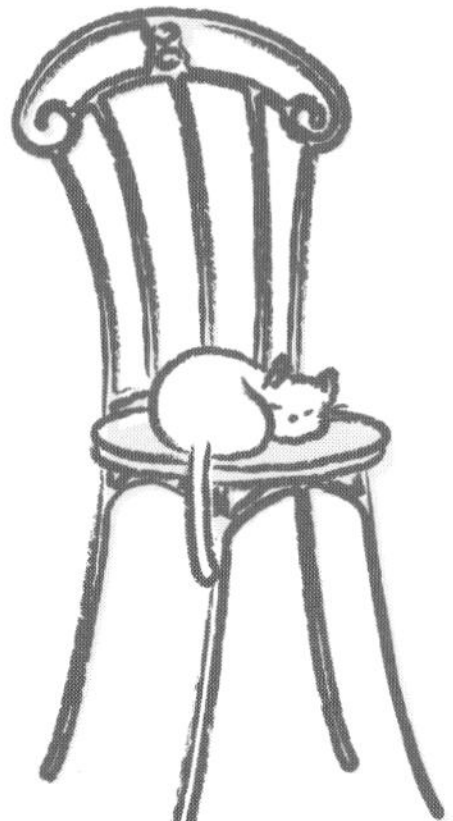

絵本の紹介

『さよならボート』

メアリー・ジョスリン著／クレア・リトル絵／堀肇訳

いのちのことば社フォレストブックス，2003，1470円

愛する人との死別は、心が引き裂かれるようなつらく悲しい出来事です。お互いの愛が深ければ深いほど、悲しみも深くなります。この喪失・悲嘆をどう乗り越えたらよいのでしょうか。

『さよならボート』(原題　The Goodbye Boat) は、そうした課題に応えようと、著者メアリー・ジョスリンさんがご自身の経験から書かれたものです。

家族を亡くした子供たちの悲しみが、深みのある絵とシンプルな言葉で描写されていきます。喪失と悲嘆のプロセスを見守るようにたどる内容は、人の深い悲しみに寄り添うものです。

彼女は本書を通して、死がすべての終わりではないということを伝えようとしています。それは、愛する人がボートで旅立っていく最後の場面によく描かれています。その絵と文にじっと目を留めていると、この旅立ちの光景から、死のかなたには天の故郷《ふるさと》があるのだというメッセージが静かに伝わってきます。

讃美歌の中にも、「きよき岸べに　やがて着きて　天《あま》つみくにに　ついに昇らん」という歌がありますが、本書は、まさにそういう世界に心を向けさせ、別離の悲しみの中にある者にいやしと希望を与えてくれます。

絵本なので、子どものための本、と考えられる方もあるかもしれませんが、内容は年齢を超えた普遍的なものです。できれば大人と子どもが想像力をふくらませながら、一緒に読んでほしいと思います。

本書が、悲しみの中にある方々の魂のなぐさめとなりますように。

訳者　堀　肇

第3章

被災と自殺

阪神・淡路大震災後、仮設住宅に入ってしばらくたってから、被災者の自殺が急に増えたとの報告もあります。東日本大震災においても、被災者の心の状態に対するケアは、長期的視野に立って取り組んでいく必要があります。

自殺予防のために援助者は何をすることができるのか、知っておくべきことを取り上げます。

また、不幸にも自殺してしまった方の遺族に対しては、どのような心のケアが必要なのか、遺族の二次被害を防ぐということに留意して、一緒に考えてみましょう。

東日本大震災による自殺問題

自殺は、ある面では社会の生活環境や経済状況を映す〝鏡〟であるといわれます。

今回の東日本大震災は、被災者の方々の心に大きな心の傷を与えました。その心の傷との戦いの中で、死にたいと思っている人々に対するケア、また、不幸にして、その心の傷との戦いに敗れ、自殺してしまった方の遺族に対するケアについて考えたいと思います。

まず、はじめに、被災と自殺との関係に関して、実態はどうなっているのかということを、厚生労働省や警察庁が出している統計から調べてみることにします。

図1にあるように、二〇一一年の自殺者数は、二〇一〇年の自殺者数および、二〇〇六〜〇八年の自殺者数の平均に対し、一月、二月、三月までは下回っています。ところが、東日本大震災が起きた二〇一一年三月一一日以降、調査した結果、全国の自殺者数は、四月は二六九七人（二〇一〇年二五八五人）と、前年より四・三％増え、直近の二〇一一年六月のデータによれば、自殺者が三三五〇人（暫定数）で、二〇一〇年五月の二七八二人（確定数）に比べて五六八人、二〇・四％増えていることがわかりました（警視庁調べ）。

表1は、被災三県（岩手・宮城・福島）の二〇一一年度の月別自殺者数を表したものです。この表によれば、とくに福島県が、二〇一〇年五月は四九名であったのに対して、二〇一一年は六八名と、

約四〇%増えたことが目立ちます。警察庁の都道府県別の自殺者統計は、出身地に関係なく亡くなった場所で届け出がなされます。このことを考え合わせると、避難先で自殺したケースもあると考えられ、これらの数を加えると、確定数はさらに増えるものと思われます。

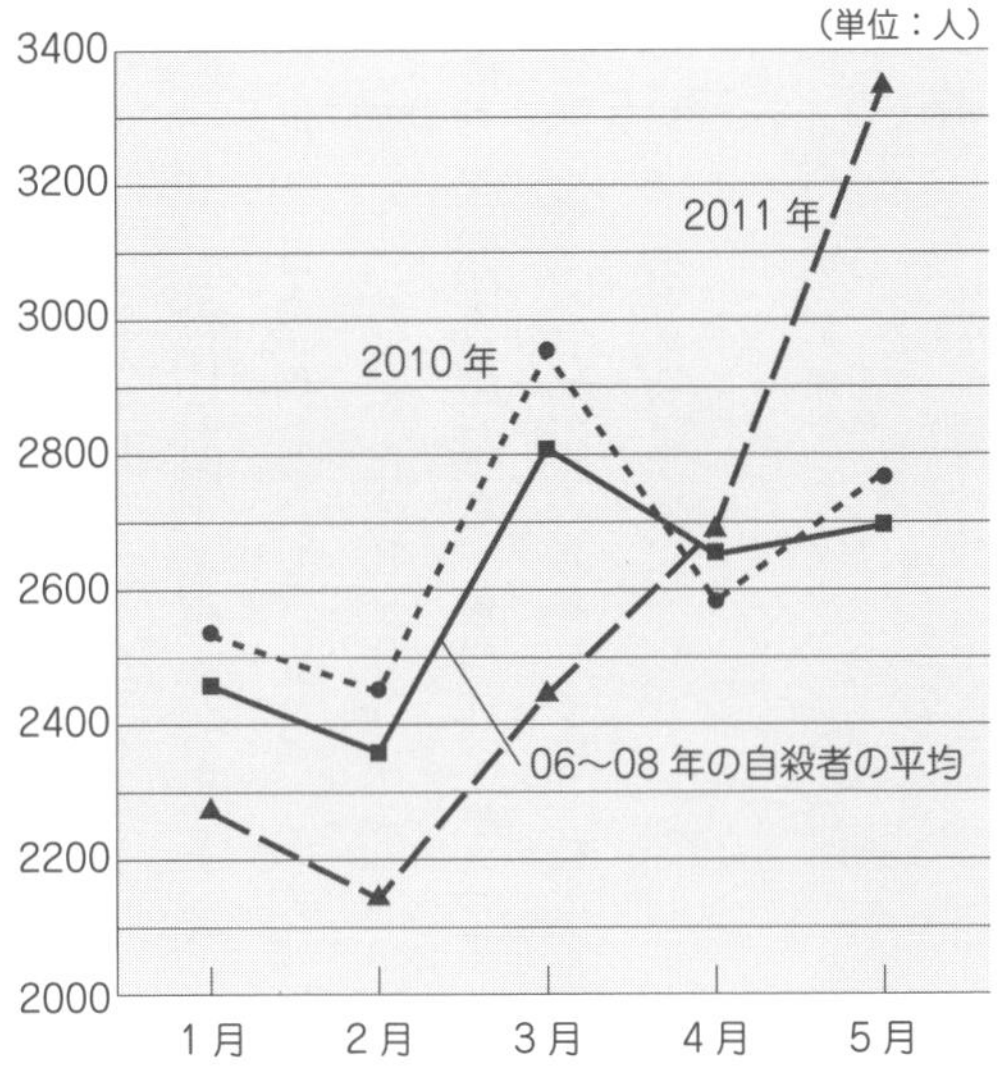

図1　月別自殺者の推移
（厚生労働省の人口動態統計および警察庁資料による）

表1　被災3県の2011年の月別自殺者数　（単位：人）

	1月	2月	3月	4月	5月
岩手	24(33)	26(33)	27(45)	39(43)	33(35)
宮城	48(48)	33(53)	33(60)	35(41)	50(50)
福島	39(39)	46(41)	41(50)	42(40)	68(49)
総数	2,278(2,536)	2,146(2,445)	2,450(2,957)	2,697(2,585)	3,350(2,782)

（　）内は2010年の自殺者数
(「月別・都道府県別自殺者数（補表１―３)」『平成22年中における自殺の概要資料』
警察庁生活安全局生活安全企画課
http://www.npa.go.jp/safetylife/seianki/H22jisatsunogaiyou.pdf および
http://www.npa.go.jp/safetylife/seianki/H23_tsukibetsujisatsusya.pdf による)

このようなデータからも、自殺は、被災後の生活環境や経済状況と密接な関係があることがわかります。なお、被災者向けの「心の相談電話」を開設している日本精神衛生学会によると、被災直後は、身の回りの衣食住に関する相談が多かったようですが、五月ごろからは、「生きていてもしかたがない」「助かって後悔している」など、生き死にに関する相談が増えているといいます（『毎日新聞』二〇一一年六月二一日朝刊より）。

阪神・淡路大震災後も、仮設住宅に入ってしばらくたってから、家や仕事を失った喪失感から自殺者が急に増えたとの報告もあります。被災者の心の状態に対するケアは、長期的視野に立って取り組んでいく必要があります。

自殺予防のために

❶ 自殺予告兆候を見逃さない

自殺しようとした人、あるいはすでに自殺を決行してしまった人の言行をあとで振り返ってみますと、多くの場合、何らかのサインを周囲の人々に発信していたことに気づくことが少なくありません。そこで、自殺を予防するために、精神科医の立場から、これまでに得られた自殺予告兆候に関する知見をまとめてみたいと思います。

次のようなことが見られる場合には、自殺に注意すべきでしょう。

① **何らかのかたちで厭世的《えんせい》発言が認められる**

「死にたい」「この世にいたくない」「生きるのが嫌になった」、そのほか、「眠ったら目が覚めないほうがよい」「亡くなった人のところに早く行きたい」など。

② **さまざまな行動上の変化が認められる**

〈身の回りの整頓をする〉〈部屋をきれいに掃除する〉〈遺書を書く〉〈ネクタイで首を絞めるしぐさをする〉〈自殺に関係する本を集める〉〈自殺を予知させるような絵を描く〉〈リストカットを重ねる〉〈多量の飲酒〉など。

③ **精神症状として次のようなことを訴える**

〈頑固な痛みや不眠〉〈激しい怒りや焦燥感〉〈強い罪責感、絶望感、孤独感〉〈妄想や幻覚〉。徘徊《はいかい》、家出、放浪などの行動上の変化が見られる場合もあります。

④ **心理的視野狭窄《きょうさく》が認められる**

自殺のこと以外考えられなくなり、どんどん追い詰められていくことです。自殺する直前の心の変化として見られます。このような極端な心理的視野狭窄に陥っていくと自殺企図の恐れがあります。

援助する者は、当事者と向き合うとき、絶えずこのようなサインを記憶にとどめておきましょう。もし、このような予告兆候が現れたら、早めに対処することが求められます。

❷ 自殺の危険因子を知る

自殺のリスク評価を行う際に、その危険因子について知っておくことは大切です。自殺の危険因子をまとめると次のようになります。

① 過去に自殺を図ったことがある。児童虐待などの見捨てられ体験が過去にある。統合失調症、気分障害、人格障害、アルコール依存などの精神疾患や難治性身体疾患にかかったことがある。このような場合は、自殺を予防する場合、とくに注意が必要です。

② 単身者、高齢者、男性等は自殺の危険性が高く、事故傾性（医学的助言を無視するなど、自己の身体管理に無関心）がある場合もリスクがあります。

③ 性格特性としては、未熟で依存的、衝動的、あるいは、頑固で完全主義的な人は、自殺しやすいといわれています。

④　家族の死など喪失体験がある。家族内葛藤（たとえば、離婚、別居、蒸発、浮気など）がある。家族の中に精神障害者や難治性身体疾患者がいる。家族が、当事者に対して批判的、猜疑《さいぎ》的である。要求水準が高かったり、依存的であったりして、サポートする姿勢がない。
これらの因子が重なったときは、自殺の危険が高まります。

⑤　多重債務による破産、失職など経済的な問題、あるいはパワーハラスメントなど、仕事上の悩みを抱えていると希死念慮が出てきます。

⑥　うつ病や統合失調症の場合は、初発時の混乱期、回復初期（退院後二、三カ月が危ない）、再発時などが、自殺の引き金になることがあります。また、長期間治療中断し、服薬せず、病勢が悪化したときなども注意する必要があります。

❸　自殺したいと訴える人への対応

「生きているのは嫌だ」「死んでしまいたい」と訴える人々に対して、援助者はどのようにかかわればよいのでしょうか。

ここで、自殺を防ぐための留意点をあげておきましょう。

①「死んでしまいたい」と訴える人に対して、援助者は、その訴えを真摯《しんし》に受けとめます。彼らの苦しみやつらさをじっくり聴くとともに、これまでの苦労をねぎらいます。お互いに信頼し合い、心を開き合える間柄になったら、自殺に関する思いがどのようなものであるかということを聞き出します。

②援助者は、激励したり説教したりすることを慎みましょう。

③自殺の危険が差し迫っているときは、屋上やベランダに通じる戸や窓の鍵や、刃物、ロープ、薬、ガス栓などの管理をきちんとしておくことが大切です。そして、誰かがいつも、本人に寄り添い、目を離さないようにしましょう。

④「死にたい」と言って、精神的に不安定になったときは、家族と本人に短期間の休養入院をすすめるとよいでしょう。本人を保護することによって、自殺を防止できるケースが多いのです。説得しても、なかなか入院を承諾してくれない場合は、主治医や保健所の保健師、病院やクリニックの訪問看護師などと相談するとよいでしょう。その場合、搬送方法についてもあらかじめ相談しておくべきです。

⑤ 自殺の危険性が高く、他害的（他人を傷つける）行為や治療拒否、徘徊、行方不明などの行動が見られた場合は、警察に連絡する必要があります。

⑥ 自殺は、どんなに努力しても一〇〇％防ぐことはできないこと、また、了解不能な自殺もありうることを知っておくことは大切です。

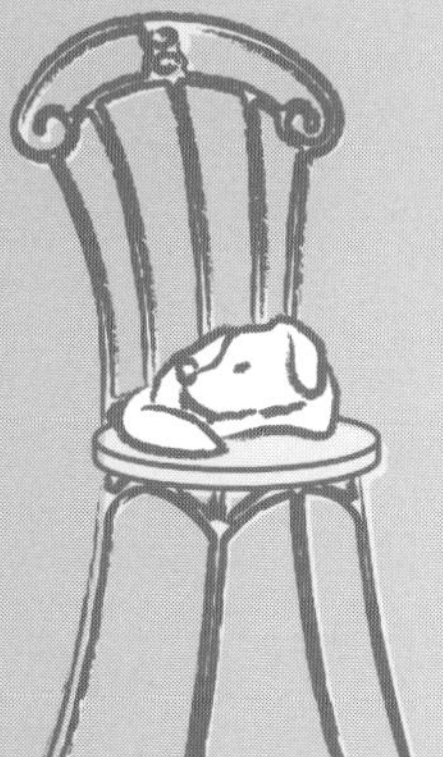

遺族支援について

自殺は現在でも、公認されない死、あるいは、封印された死であるといわれています。生産や効率を重んじる社会では、自殺者は、負け犬だ、敗北者だと思われがちです。また、家族は、自殺によって隣人や関係者に迷惑をかけたのではないかと心配します。そして、遺族は悲しみの中にあるのですが、同時に、周囲の人から非難されているのではないかと思い、不眠や抑うつ感、罪責感、屈辱感、孤立感、不条理感に悩んでいることが少なくないのです。それに追い討ちをかけるのが、警察、救急隊、マスコミ、学校、企業、医療従事者、公務員等の差別と偏見に満ちた言葉です。多くの遺族は、心無い彼らの言動に傷ついています。これを遺族が受ける二次被害といいます。

このような遺族が助けを求めてきたときは、支援者はその思いを受けとめ、話を聴くとともに、「遺族の集い」などを紹介するのも一つの方法です。

ところで、遺族が助けを求めて「遺族の集い」に行ったところ、そこでも傷つき、居心地が悪くなったということも時々聞きます。それでは遺族は救われません。

そこで、私たちは、遺族が二次被害を受けないために支援者が守らなければならない原則というものを考えました。その内容をまとめて、提示したいと思います。

支援者がこの原則を守ることによって、遺族が少しでも悲しみから解放されることが望まれます。

二次被害を防ぐための原則

1　守秘義務の原則
前にも述べたように、日本では、自殺はまだ、「公認されない死」と理解される傾向があります。遺族は、身内が自殺をしたということを口にしただけで、差別され、その偏見に苦しむことが少なくありません。したがって、支援者は、遺族に関して知りえた事実を外部にもらしてはいけません。

2　傾聴の原則
支援者は遺族の悲しみを受容と共感をもって聴き、寄り添う姿勢を持つことが大切です。傾聴の姿勢が貫かれてはじめて、遺族は、十分悲しみを表出することができ、そのことが悲嘆緩和に役立つのです。

3　個別性の原則
ひとくちに遺族といっても、家族背景、趣味、死生観、亡くなった人の属性、年齢など、みな違います。したがって、個別性に配慮した支援が必要です。

4　承認と保証の原則
遺族となるまで、それぞれ苦しんできた歴史があります。その苦しみをねぎらい、承認・保証することは、悲嘆緩和のために大切です。

5　名誉と尊厳の原則
当事者と家族の根底にある人格の尊厳と名誉を認め、誠意を持って接しなければなりません。

震災に特化しない通常運営の心の相談窓口

（1）いのちの電話

電話番号は地域により異なります。

http://www.find-j.jp/　より「全国のいのちの電話」の頁

あるいは

携帯サイト http://find-j.jp/i/index.html　をごらんください。

主催：日本いのちの電話連盟

（2）定例電話相談

03-3813-9990

8時30分〜12時　月、金

主催：日本臨床心理士会

（3）自死遺族ライン

＊身近な人を自死で亡くされた方々を対象

03-3813-9970

19時〜21時　水

主催：日本臨床心理士会

（4）電話相談（悲しみの傾聴）

＊自死遺族の方々を対象

03-3796-5453

10時〜18時　火、木、土

主催：グリーフケア・サポートプラザ

—36頁へつづく—

電話（無料）による心の相談窓口

さまざまな悩みに関する相談窓口が開設されています。
ひとりで悩みを抱え込まず、ご相談ください。

震災に関しての相談窓口

（1）いのちの電話「震災ダイヤル」

0120-556-189（フリーダイヤル）

発信地域限定　岩手県・宮城県・福島県・茨城県のみ受付

13時～20時　毎日（毎月10日を除く）

主催：日本いのちの電話連盟

（2）「東日本大震災心の相談電話」

0120-719-789　（フリーダイヤル）

19時～21時　月、火、木、金

主催：東日本大震災心理支援センター、日本臨床心理士会

＊業務やボランティアで支援にあたっておられる方々の相談にも対応

（5）チャイルドライン

＊18歳までのこどもがかけられる電話です。

0120-99-7777　（フリーダイヤル）

16時～21時　月～土

栃木県、埼玉県、東京都、山梨県、愛知県では日曜日もかけられます。

主催：チャイルドライン支援センター

（6）牧会電話相談

＊キリスト教牧師、牧師夫人、伝道者、神学生を対象

完全予約制：

①まず**電話048-725-5524**で申し込んでいただく
（**FAX：048-781-0421**も可）。

②電話による申し込みは、10時から17時、月～金

③電話相談日時を決定し、電話相談専用の番号をお知らせする。

フリーダイヤルではありません。

電話相談時間帯：10時30分～12時、第1・第3月曜日

主催：聖学院大学総合研究所カウンセリング研究センター

なお、ここに掲載した情報は、2011年9月30日時点でのものです。震災関連の窓口は、一定期間後に閉鎖されることや、電話番号などが変更されることもあります。ご了承ください。

（編集部まとめ）

第4章

悲嘆反応への対応

大切な人を失って引き起こされる悲嘆の感情は、当然のものであって、人間にとって意味のないものではありません。

しかし、それが病的なものであれば、専門家の助けが必要となります。周囲の人は、それが病的なものに進んでいっていないかどうか、気をつけなければなりません。

支援者が、遺族が現在どのような悲哀の過程にあるのかということ、つまり、あたかも遭難した船のための羅針盤や海図を知っておくと、遺族の心の理解や援助に役立つでしょう。

悲嘆と悲哀の基礎知識

心理学・精神医学でいう悲嘆（grief グリーフ）とは、死別にともなう反応ないし症状をさします。つまり、悲嘆の感情は、愛する者を亡くしたときに、人間の心の中に引き起こされる悲しみや苦しみが、表面に現れた状態をさします。

他方、悲哀（mourning モーニング）は、死別後にその人の心の中に生じる悲しみの感情の経過や心理的変化を意味します。また、悲しむこと、すなわち「喪の仕事」(grief work グリーフワーク）は、死別にともなう衝撃、混乱、悲しみから精神の安定をもたらすための対処行動全体をさすものです。この場合は、人間の主体的意志がかかわることになります。この作業は、死別の苦しみ、悲しみにどう対処し、どう乗り越えていくかということが問題になります。

ところで、人が大切な人を亡くしたとき、悲しむこと、あるいは悲嘆反応を呈することは、異常なことなのでしょうか。そうではありません。悲しいのは当然、泣くのはあたりまえだという認識を、私たちは共有すべきです。

ですから、悲しい感情がわき上がってきているからといって、すぐに病気扱いして、治療したほうがいいなどといった短絡的思考は避けるべきです。たとえ悲嘆反応を呈していても、共感性が保たれていれば、専門的な治療など受ける必要はありません。抗うつ剤や抗不安剤の投与を受けると、かえって副作用のみが現れ、心の安定を乱すことが少なくありません。それだけではありません。病人扱いされると、自尊心が傷つけられ、二次的被害感情にとらわれることがあります。周囲の人は注意する必要があります。

では、悲嘆が病的なものでないとすれば、なぜ人間には、死別時にそうした悲嘆感情が現れるのでしょうか。悲しみの涙は、亡き人への愛の証しであったり、心の中を洞察させる契機となったり、再生への決意や転換をうながす動機づけとなることがあるのです。このように考えてみますと、悲嘆は人間にとって、けっして無意味な感情ではないということがわかります。

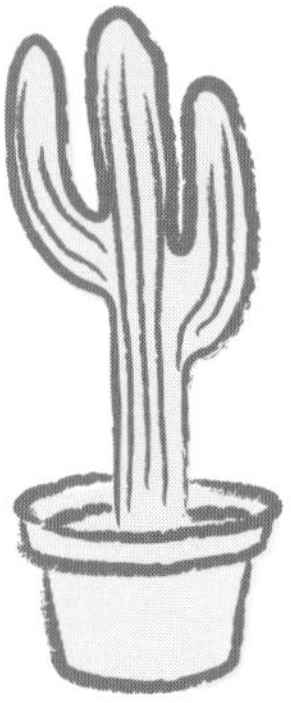

悲哀の過程

死別体験にともない、悲嘆反応が引き起こされますが、その回復は一定の経過をたどることがわかっています。これを悲哀の過程といいます。

悲嘆体験を大嵐に出会い遭難した船にたとえてみましょう。港に着くまでどのような航路をたどるのか、今どこにいるのかといったことを知るために、海図や羅針盤が必要です。悲哀の過程に関する知識は、それに相当します。このようなことをご理解いただいたうえで、悲哀の過程について概略を説明します。

第Ⅰ期　パニック期

喪失のショックを受け、情動や現実感覚が麻痺《まひ》します。「ぼーっとして、頭が真っ白になった感じ」、「足が地に着かず、何も考えられなくなった」といった訴えが現れます。また、「自分が自分でないようだ」「物事に集中できない」「死を否定したい」と言う方もいます。

第Ⅱ期　苦悶《くもん》期

怒りの感情が出てきて、周囲の人々に責任を転嫁したりすることがあります。また、自分の行ってきたことへの罪責感が顕著となります。大声を出して泣いたり、過剰に明るく振る舞ったりすることがあります。故人との思い出（追憶・記憶）にとらわれ、現実と非現実との区別がつかず、悩むこともあります。このような混乱は、情動と思考が分離するために起こります。

第Ⅲ期　抑うつ期

死者がもうこの世にいなくなったのだということを認めざるをえず、心の中が空《うつ》ろになる時期です。感情的には抑うつ、孤立感、無気力、絶望感が支配し、思考面では、自尊心が低下し、周囲に対する関心がなくなり、人とほとんどかかわりを持たず、引きこもってしまいます。

第Ⅳ期　立ち直り期

遺族は、この段階に至ってはじめて、死別という出来事に一定の距離を置くことが可能になります。この時期になると、生者は自分の生き方を見つけ出し、死者とのきずなを強くし、この世での新しい役割を発見するようになります。

以上の四つの段階は、すべての場合に順調に進むとは限りません。途中の段階で止まってしまうこともあれば、ある段階に到達しても、また前の段階に逆戻りすることもあることを、知っておく必要があります。

病的な悲嘆反応

正常な悲嘆反応の中の一部は、病的悲嘆反応へと進むことがあります。なお、この病的悲嘆反応は、複雑性悲嘆反応と呼ばれることもあります。

まずはじめに、病的悲嘆反応とはどのようなものか説明します。

(1) 慢性悲嘆反応

悲嘆過程が長期間にわたるものです。別名、遷延《せんえん》化した悲嘆反応ともいいます。一般に、死別体験にともなう正常な悲嘆反応は、死別後二カ月以内に消失しますが、この時期を過ぎても、悲しみを乗り越えることができない場合は、慢性悲嘆反応とみなされます(「病的な死別反応」『DSM―Ⅳ 精神疾患の診断・統計マニュアル』医学書院、一九九六年を参照)。

(2) 遅延化した悲嘆反応

死別体験後、しばらく悲嘆感情が抑圧され、一定の期間経過した後、些細《ささい》なことをきっかけにし、悲嘆が生じてくるものを、遅延化した悲嘆反応といいます。

このような事例においては、死別後、活動過多の状態が続いたり、亡くなった人が、死の直前に訴えていたと同じような症状を訴えることがあります。また、統合失調症のような妄想や幻覚が現れたり、引きこもったり、自己破壊的行動が見られたりすることがあります。なかには、数十年たって、死別時の悲嘆がよみがえってきて、現実処理能力を失うこともあります。

（3）誇張化された悲嘆反応

亡くなった人に対する罪責感以外の領域で罪責感を持ったり、自分は価値のない人間だという思いにとらわれたり、全生活が死に対する不安や恐怖感（thanatophobia）でおおわれます。また、身体的、心理社会的機能が低下することもあります。

この場合、精神病や身体疾患への罹患に進む場合があります。さらに自殺につながることもありますので、要注意です。

（4）記念日反応・命日反応

故人と関係のある日、具体的には、誕生日、結婚記念日、命日などに、悲嘆反応が引き起こされることがあります。また、子どもを失った親の場合、新学期や入学式、卒業式の前後は、同じような症状が現れることがあります。

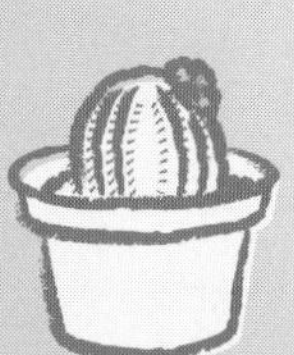

◆病的悲嘆反応にともなう合併症について

病的悲嘆反応の合併症としては、これまで述べてきたような、気分障害、うつ病、身体疾患のほかに、PTSD（心的外傷後ストレス障害）、不安障害、アルコール依存症などが認められることがあります。

震災と悲嘆

二〇一一年三月一一日に起きた東日本大震災は、地震や津波という天災と原子力発電所の事故という人災が重なり、死者・行方不明者二万人以上を出すという大災害になりました。そのため、生き残った人々の多くが家族や友人を失い、現在もなお悲嘆の中にあります。

また、被災者の多くは、家も財産も仕事も失って、生活基盤そのものの崩壊の危機に直面しています。さらに、農業や漁業、酪農で生計を立てている人々は、今もなお、放射性物質による周辺の環境汚染の恐怖におびえています。

そのうえ、福島第一原子力発電所付近に住んでいる人たちは、強制的に避難させられ、コミュニティすら失い、〝流浪《るろう》の民〟になっています。

「故郷とは何か？　と聞かれたらこう答えるしかない／故郷は無人です」。被災者共同体の「語り部」となった詩人和合亮一は、原発から半径二〇キロ圏内の立ち入りを禁止された避難指定区域内に住む人々の気持ちを代弁して、こう語っています。詩人は、「これで、福島も日本も終わりだ」という絶望感と黙示思想的意識から、こう叫ばざるをえなかったのでしょう。

被災者へのかかわり方

被災者が直面するさまざまな精神的社会的背景を考えてみますと、彼らに対しては、死別悲嘆に対するケアだけでなく、いろいろな角度から支えていく必要があると思われます。

最近得られた災害心理学の知見によれば、三つの時期があります。大災害の直後は、茫然《ぼうぜん》自失となる「パニック期」に陥ります。この時期が過ぎると、被災地以外の地域からボランティアが詰めかけ、さまざまな物的精神的援助がなされたり、被災者同士が思いを一つにして復興しようとして、連帯感を深めます。この時期を「ハネムーン期」と呼んでいます。しかし、やがて、さまざまな難しい現実的課題に直面し、将来に対する不安や、周囲の人々、あるいは行政等に対する不満や怒りが出てきます。この時期を「幻滅期」といいます。このような時こそ、本当にケアが必要になってきます。

とくに、被災者が次のような状態に陥りやすいので配慮が必要です。

・孤立感からのアルコール依存症
・さまざまな喪失体験に由来する気分障害
・津波など大災害の恐ろしい様子が次々と浮かんでくるPTSDや一過性の幻覚・妄想状態
・仮設住宅にとどまる高齢者などに見られる孤独死や拘禁反応
・災害の影響による家族離散などによって不登校となるなどの児童の問題
・持病のある方々への薬の管理の難しさとそれにともなう再発の問題
・職を失い、大切な人と死別したことからの自殺　など

以上述べてきたようなメンタルヘルス上の課題を持っている人々への対応について、まとめておきましょう。

（1）つらく悲しい感情を言葉に出し、相談できる環境をつくり出すこと。孤独は危険です。
（2）善意の押しつけは禁物です。相手のペースに合わせ、徹底的に聴く姿勢を貫く必要があります。言葉だけでなく、相手の求めていることを行うと、心を開いてもらえることがあります。
（3）適切な情報提供を行い、さまざまな社会的資源の掘り起こしをする努力も必要です。
（4）被災者同士がお互いに助け合うことができるような、自助グループや共同体をつくるように配慮することも大切です。

書籍紹介 1

悲嘆からの立ち直りのために

『〈大切なもの〉を失ったあなたに――喪失をのりこえるガイド』

ロバート・A．ニーメヤー著／鈴木剛子訳
春秋社，2006，2415円

愛する人との死別、離婚、失恋、失業に直面した時、何ができるのか。喪失の本質を見つめ、自分のペースで一歩踏み出すヒントを満載した希望の書。心を整理する演習問題付き。（出版社HPより）

『愛する人を失うとき――暗闇からの生還』

G．L．シッツァー著／朝倉秀之訳
教文館，2002，1575円

突然ふりかかる「喪失」の体験。その時を境に一変した生活を受け入れ、折り合いをつけるために人は苦闘する。交通事故で母、妻、娘を瞬時に失った著者は悲しみとアイデンティティの危機の中でどのように生き抜いたのか。（出版社HPより）

『死別の悲しみを超えて』

若林一美著
岩波書店，2000，1050円

生きる目標でもあった我が子や配偶者など最愛の人に先立たれたとき，人はその現実をどのように受けいれ，遺された人生を生きつづけるのか。子どもを亡くした親の会「ちいさな風の会」の世話人でもある著者が遺族の証言をもとに，深い悲しみから，徐々に生きる力を取り戻していく過程をみつめ，人間が生きる意味を探る。（出版社HPより）

『すばらしい悲しみ――グリーフが癒される10の段階』

グレンジャー・E. ウェストバーグ著／水沢都加佐・水沢寧子共訳
地引網出版，2007，1050円

愛する人や大切な物を失ったときに感じる深い悲しみ（グリーフ）の10段階を解説。人生において直面しなければならない様々な喪失とそこから生じる深い悲しみは、適切に扱わなければ何年にも亘って当事者を苦しめることになります。本書は、グリーフの各段階を解説することで自らの状況を客観視することを助け、また他者をケアする側にも的確な指針を与えます。「グリーフ」を、聖書と心理学の両面からアプローチ。（出版社HPより）

『深い淵の底から――愛する者の死』

川崎正明・玉田恵美子・宮川裕美子　ほか著
日本キリスト教団出版局，2006，1470円

人の「死」に遭遇した時、それが嘆きであれ、怒りであれ、あらゆる意味で、もっとも神の存在を近しく感じる。同じ体験をした方々の慰めや励ましとなることを願い、愛する人を失った深い痛みや悲しみ、その時々に感じたことをありのままに綴った11篇のエッセイ集。（出版社HPより）

『愛する人を亡くした時　〈新版〉』

アール・A・グロルマン編著／日野原重明監訳／松田敬一訳
春秋社，2011，1890円

子ども、夫や妻、親、友人と死別した人の実体験を紹介。喪失の悲しみ・苦悩の深さを克明に描き、豊富なカウンセリング経験から導きだした「死別の悲しみを癒す10の指針」を示す。悲しみに寄り添い、乗り越える手助けとして、私たちに何ができるだろう？（出版社HPより）

（編集部まとめ）

第5章

破滅の中にある生きる希望
——ヨブ記に聞く

未曾有《みぞう》の被害を負った人たちに生きる力や希望を与えられるか？　この災害は、キリスト教・仏教を問わず、宗教の真価を問うています。過去を振り返ると、宗教は、民族の崩壊の時、飢饉《ききん》の時代、戦争の時代、迫害の時代など、人々が生命の危機に直面したときにその真価を発揮して、人々に希望や生きる力を与えてきました。また、難病や死との闘いの中で、死を越える希望を与えてきました。三・一一の大被災をこうむった人々に、宗教は何を語ることができるのか、それが今、問われています。

一　はじめに

二〇一一年三月一一日の東北地方の三陸沿岸を襲った東北地方太平洋沖地震、津波、福島原子力発電所の事故によって尊い命を落とされた方々のご冥福を祈るとともに、未曾有《みぞう》の被害をこうむった方々の上に慰《なぐさ》めと励《はげ》ましが豊かにあるようにと切に祈ります。

今回の地震と津波は想像外の被害をもたらしました。毎日のテレビと新聞の報道は、この被害の大きさを伝えています。地震と津波の被害の爪痕《つめあと》から、悲痛な叫びが湧《わ》き上がっています。「なぜ、こんなひどいことが起きたのか」。原発事故による被害が想像を絶するほどの広さに及んでいることに、原子力発電の恐ろしさを感じさせられます。今回の自然災害と原発事故は歴史的国家的危機といえます。日本はもちろん、世界各国も注目しています。

今回の事故は、私たちが想像しなかった規模の経済的、政治的、文化的、心理的影響を与えています。社会構造、生活スタイル、生き方、価値観を大きく変えようとしています。今回の自然災害と原発事故は、人々の生活の場や将来の希望を奪い、消えることのない苦痛だけを残しました。多くの人の心には、もっと防災対策をしていたらよかったと後悔の思いが残ったでしょう。防災意識と努力が国家的にも個人的にもどれだけあったかという問題があります。今回の原発事故で放射能の危険性をあらためて教えられ、原発依存の生活に反省を促されます。新たな対策をしっかりとしておくべきだったといえるでしょう。しかし、この論理は、今回被害をこうむった方を直接には慰めません。毎日の寝る場所もなく、食べるものもない人には、問題の原因を探ることは緊急の問題ではありません。それよりも、今寝る場所、食べもの、着るもの、薬や医薬品が必要なのです。そして、精神的側面では、深い心の痛みを負いつつ将来に向かって生きる希望が持てるかどうかが重要です。

ここでは、精神的、スピリチュアルな（霊的）援助について考えてみましょう。

二　人生を失う経験の中で

今回の大地震から起きた津波、原発事故のような悲惨な事件は、多くの生命を奪い、愛する家族と財産を破壊し、生活の糧《かて》までも奪ってしまいました。多くの人々が人生すべてを失う経験をしています。この大災害を宗教家はどのように受けとめるのでしょうか。この未曾有の被災者が出た災害により、ことばを失ってしまった私たちは、自身の信仰を問い直さざるをえません。宗教は、未曾有の被害を負った人たちに生きる力や希望を与えられるか、キリスト教・仏教を問わず宗教の真価が問われています。宗教は、飢饉《ききん》、戦争、迫害など人々が生命の危機に直面したときにその真価を発揮して、人々に希望や生きる力を与えてきました。また、難病や死との闘いの中で死を越える希望を与えてきました。とくに、キリスト教はどのような生きたメッセージを持っているのでしょうか。

ここでは旧約聖書のヨブ記を取り上げてみたいと思います。ヨブ記は信仰のあり方を問うている書物です。信仰とは、人生を支える精神的土台です。ヨブは自分の身を襲った災難をどのように受けとめ、どこに希望や生きる力を見いだしたでしょうか。ヨブの災難は、今回の大地震、津波、原子力発電所の事故の被害を受けた方々や、あるいはこの問題に心を痛めている方々と重なる部分を持っています。そこで、ヨブ記を通して、被災者の苦痛を少なくし、慰め、明日に向かって歩み出す力を見いだしたいと願います。

1　想定外の苦しみ――ヨブの人生に何が起きたか

ヨブとはどんな人物か

ヨブという人物の身に何が起きたのでしょうか。

ヨブは宗教的に正しく、経済的にも、社会的にも、家庭的にも大変尊敬されて人から羨《うらや》ましがられるような人でした。それは神からの祝福として扱われています。サタンが神に言った言葉

> ヨブが、利益もないのに神を敬うでしょうか。あなたは彼とその一族、全財産を守っておられるではありませんか。彼の手の業《わざ》をすべて祝福なさいます。（1章9―10節）

とあるように、神がヨブを祝福していたので、ヨブは信仰的に生きていたといいます。

ヨブを襲った災難とは

ところが、ある日、突然、ヨブに大災害が襲います。

シェバ人が襲いかかり、略奪していきました。牧童たちは切り殺され（1章14節）

天から神の火が降って、羊も羊飼いも焼け死んでしまいました。わたしひとりだけ逃げのびて参りました。（1章16節）

カルデア人が三部隊に分かれてらくだの群れを襲い、奪っていきました。牧童たちは切り殺され、わたしひとり逃げのびて参りました。（1章17節）

御長男のお宅で、御子息、御息女の皆様が宴会を開いておられました。すると、荒れ野の方から大風が来て四方から吹きつけ、家は倒れ、若い方々は死んでしまわれました。わたしひとりだけ逃げのびて参りました。（1章18―19節）

とあるように、略奪者の攻撃を受け、牛やろば、らくだは奪われ、牧童たちは殺されてしまいました。それに加えて、「天から神の火が降って」「大風が来て」とあるように自然災害があり、財産はすべて失われてしまったのです。人生の大ピンチに陥りました。

ヨブの失ったものは何か

私たちがヨブ記を読むとき、ヨブの受けた災難の大きさと深さに驚きます。妻を残して家族を失い、財産の規模は今日の金額にすると数億円になります。そして、略奪者たちによって殺されたという精神的ダメージは生涯負い続ける痛みでしょう。この痛みが癒《い》やされるには、五年、一〇年、二〇年、五〇年という長い時間が必要でしょう。ヨブが立ち直って歩き始めるには、過去と未来を含めた新しい物語を生み出さなくてはなりません。なぜなら、ヨブは「いままでの人生全部を失ってしまった」からです。今日の言葉ではグリーフワーク（悲嘆の作業・喪の仕事）が不可欠な状態です。

2　答えがない——行き場のない感情の爆発

信仰的対応

それではヨブは、この危機をどう受けとめたのでしょうか。東日本大震災では繰り返し「想定外のことである」といわれました。予想することもできない災難にあったのです。そこで、自然災害に耐えることができる防波堤の必要や原子力発電所の構造強化が叫ばれています。では、ヨブはどのように対処したのでしょうか。ヨブは宗教的対応をしました。ヨブは上着を裂き、頭をそり、地に伏して拝して言いました。

わたしは裸で母の胎《はら》を出た。裸でそこに帰ろう。主は与え、主は奪う。主の御名はほめたたえられよ。（1章21節）

と言って神を讃《たた》えました。ヨブは家族や財産や雇い人を失いながらも、見えるものに執着せず、神にすべてをゆだねました。しかし、ヨブの災難はそれだけでは終わりません。ヨブ自身が重い皮膚病にかかり、「ヨブは灰の中に座り、素焼きのかけらで体中をかきむしった」(2章8節) ほどの苦しみを負いました。

ひとりぼっちになる

その時、ヨブの妻はヨブを非難して

どこまでも無垢《むく》でいるのですか。神を呪《のろ》って、死ぬ方がましでしょう。(2章9節)

と言います。最も信頼していた妻からも非難を受けます。この言葉はヨブを一層深く傷つけ、悲しませたでしょう。実際にヨブの妻はそんなに悪い妻だったのでしょうか。ヨブの妻の呪いの言葉は夫婦愛が消えたから出た言葉でしょうか。私はそうは思いません。妻は悪くなく、夫婦愛が消えたのでもありません。あまりの悲惨な出来事が起きると、ただ怒《いか》りや不満が心から湧き出てきます。悲惨な出来事が自分の人生を破壊したという怒りです。また、なぜ、そんな悲惨なことが自分の身に起きたのかという疑問が起きます。その難問の答えがないという不満です。このような怒りや不満を持つことは、人間として自然なことです。そして、内から込み上げてくる怒りや不満を誰かにぶつけるのです。内に閉じ込めておけないのが普通です。妻が見たヨブの現実は、妻自身でも耐えられないほどの痛みだったようです。その結果、「神を呪って、死ぬ方がましでしょう」と言って、ヨブを傷つける結果になったのです。

このような悲しい出来事は身近な所でも起きています。自死遺族や障害児のいる家族では離婚率が高いといわれています。この事実は、悲惨な出来事への怒りや不満のやりどころがなかったことから起きる悲劇です。突然の家族の自死や重い障害を負って生まれたわが子に接し、家族や夫婦の怒りや不満を吐き出す場所が見つからずに、家族が互いに傷つけ合ってしまう結果になっています。被害があまりの大きいと、人はそれを受けとめることができず、怒りや不満を身近にいる人にぶつけてしまいます。その感情を押しつぶすより、ぶつけたほうが自然かもしれません。

妻からの冷たい言葉を受けながら、ヨブは

お前まで愚かなことを言うのか。わたしたちは神から幸福をいただいたのだから、不幸もいただこうではないか。(2章10節)

と言って跳ね返しました。ヨブの言葉「幸福をいただいたのだから、不幸もいただこうではないか」は神への信頼から出てきた言葉です。実に素晴らしい信仰告白です。私たちが見習うべき信仰告白といえます。喜びも悲しみも、楽しみと苦しみも神のものとして受けとめる大切さを教えてくれるものです。しかし、そんなにうまくいくものでしょうか。

3 神に不平不満をぶつける

ヨブは対外的には神への信仰を堅持していましたが、内面では襲ってきた災難に心は動揺し、苦悩しました。ヨブの嘆《なげ》きが次のように記されています。

わたしの生まれた日は消えうせよ。男の子をみごもったことを告げた夜も。その日は闇となれ。神が上から顧みることなく、光もこれを輝かすな。（3章3―4節）

なぜ、わたしは母の胎にいるうちに死んでしまわなかったのか。せめて、生まれてすぐに息絶えなかったのか。（3章11―12節）

と自分が生まれたことを呪っています。

わたしの魂は息を奪われることを願い、骨にとどまるよりも死を選ぶ。もうたくさんだ、いつまでも生きていたくない。ほうっておいてください。わたしの一生は空しいのです。

（7章15―16節）

ヨブは「わたしの一生は空しいのです」と嘆きますが、苦難の理由がわからなかったのです。人は理由のない苦難は負い切れないのが普通です。また、三人の友人たちが慰めに来て、ヨブの罪を指摘し、悔い改めを迫ったことです。そしてついに、

手ずから造られたこのわたしを虐げ退けて、あなたに背く者のたくらみには光を当てられる。

それでいいのでしょうか（10章3節）

と神に不平不満をぶつけます。神が造られた私には苦しみを与えておきながら、神に従わず悪を行う悪人には幸いを与えているのはおかしいのではないか。それで神はかまわないのでしょうか、と言っています。ヨブは真正面から神に不平を言い、神の裁きの不公平さを訴え、神の無慈悲さに怒りを投げかけています。ここには信仰深いヨブはなく、ヨブは神の攻撃者になっています。「もうたくさんだ、いつまでも生きていたくない」と投げやりになっているヨブは、襲った災害の現実につぶされて、立ち上がる力を失っています。神から見捨てられたと思ってしまうときが、人生の最大の危機です。そこから絶望が生まれます。絶望とは、自分も、人も、神も信じられなくなることです。

4　怒りや不満を聴いてくれるもの

私たちはヨブの生き方に共鳴するものを多く持っています。今回の大震災、津波、原発事故という悲劇的な出来事は、自分の中に納め切れない悲しみや苦しみ、怒りや不安を抱えさせる出来事でした。平穏な生活や全財産を奪いつくし、愛する家庭を台無しにしてしまいました。誰がこの気持ちをわかってくれるのでしょうか。誰が、このような怒りや不満を聞いてくれるのでしょうか。

言葉にできないこの怒り、この悲しみ、この無力感を誰に吐き出したらいいのでしょうか。ヨブは果敢に神に訴えました。神の不公平さを訴え、果敢に挑戦し、思いのたけの疑問を投げかけています。

このように怒りと不平を吐き出したのはヨブだけのことではなく、私たち自身の姿です。ヨブと友人たちとのやりとりは、私たちの内面を描き出しています。ヨブ記の記者は、友人との対話で私たちの現実の苦悩を描き出そうとしたように思います。ヨブの直面した厳しさと苦悩の深さを描き出して、私たちの**つらい思いを吐き出してもよい**と、勇気を与えようとしたのではないかと想像できます。神から無垢で正しい僕《しもべ》と言われたヨブでさえ、神に向かって怒りを投げかけたのだと言いたいようです。

それは単に怒りや不満を吐き出させて収めるためでしょうか。**私たちの内なる怒りや不満の中に、**

実は生きる力が隠れていることをヨブ記の記者はよく理解していたのではないでしょうか。怒りや不満こそ、人間の原始的感情です。生きる力と深くつながっています。現実に向き合う生命力が宿っています。生命の危機には怒りや不満の感情が発揮されるのです。**怒りや不満の感情には積極的意味があること**を知っておくことは大切なことでしょう。

5　危機の中にある人生

苦難と罪

ヨブの苦しみが激しいのを見たヨブの友人たちがヨブに近づいて慰めようとしました。この友人たちは、ヨブの苦難はヨブが罪を犯した罰だと理解して、ヨブに神への悔い改めを迫ります。

考えてみなさい。罪のない人が滅ぼされ、正しい人が絶たれたことがあるかどうか。（4章7節）

見よ、幸いなのは、神の懲らしめを受ける人。全能者の戒めを拒んではならない。（5章17節）

と述べて、悔い改めて神の赦《ゆる》しを得るように迫ります。

ヨブは、友人たちの考えとは異なっています。災難や苦難が襲ってくるのは、罪を犯したからだけではないと言っています。災難は、信仰深い人、正しい人にも突然襲ってくると言っています。

人生とは

ヨブは人々の模範になるような生活をしていました。にもかかわらず、あまりにも衝撃的に大災害が襲いました。そして、積み重ねた財産も、貴重品も、愛する者たちも、一夜のうちに奪い去られてしまいます。私たちの人生は、喪失、挫折、別離、死、消滅を抱え込んだ人生です。いつ危機が襲ってくるか誰もわかりません。

どんなに知識や情報を集め、叡智《えいち》を集めて築いた世界も、無惨に消え失せてしまう危険（リスク）を持っています。人間には完全にリスクを取り除くことはできません。その点ですべての人はみな平等です。過去の歴史を振り返ると、人間は自然、敵、病の猛威から生命を守るために最大限の努力をしてきました。自然災害から生命を守るために気象学や治水技術が生み出されました。病から生命を守るために医学が発達しました。自然のもたらす災難から人間を守るために科学技術が進歩はしました。それでもなお、自然の暴威から完全にはいのちを守ることは不可能です。人間には自然がもたらす破壊的驚異を防げないリスクをつねに負っています。ヨブ記は、人間の生命は危機にさらされていることを忘れないように警戒を与えているように思います。それが私たちの人生の「定め」であることに目覚めるようにと警告しています。非常に冷静な目を持つことを教えているようです。冷静な目を持つことで、災難が襲ってきたときに冷静に対応し、生きる道を探ることができるのです。

三　新たな生き方の選択

災難、苦難がいつ襲うかもしれない人生を諦《あきら》めずに生きる方法はあるのでしょうか。ヨブ記は私たちに何を教えようとしているのでしょうか。

1　神のいのちをいただく

ヨブの苦難の原因は、永遠に謎でしょう。私たちが死後、神様に出会ってはじめて知ることができるかもしれません。このように私たちの人生で起きる自然災害は、神様が起こしたのではなく、神様の権限外の出来事です。自然災害で亡くなった人が「なぜ」亡くなったのか、その理由はありません。生き残った人は亡くなった人より正しいということはありません。まして、死んだ人が悪い人間だったということはまったくありません。死んだ人たちの無念さ、悔しさは私たちの心にいつまでも傷となって残ります。しかし、神様を責めてもどうしようもないのです。

ヨブ記の記者は、苦難の原因について悩み苦しんで議論しても私たちが納得できるような解答はないと言いたいようです。むしろ、苦難や疑問の多い人生を生きる道を示そうとしているようです。それは神の命をいただくことだと言っているようです。神のほうから介入することで、命の道が開かれていることをを示そうとしたのです。

2　神の介入

ヨブ記の中核は三人の友人とヨブの観念論的議論です。そして、第38章から話の最終部になります。第38章1節で、主が嵐の中からヨブに声をかけます。

これは何者か。知識もないのに、言葉を重ねて神の経綸《けいりん》を暗くするとは。男らしく、腰に帯をせよ。わたしはお前に尋ねる、わたしに答えてみよ。わたしが大地を据えたとき、お前はどこにいたのか。知っていたというなら、理解していることを言ってみよ。（38章2―4節）

男らしく、腰に帯をせよ。お前に尋ねる。わたしに答えてみよ。お前はわたしが定めたことを否定し、自分を無罪とするために、わたしを有罪とさえするのか。お前は神に劣らぬ腕をもち、神のような声をもって雷鳴をとどろかせるのか。（40章7―9節）

ヨブと友人の議論は延々と続きましたが、この問いの答えは解答されずに、議論は神の介入によって終了します。嵐の中からの神の突然の介入（38章1節）によってです。ヨブ記の記者は意図的に神の介入で友人たちとの議論を断ち切ったと想像できます。友人たちとの観念論的議論はこれで終わります。そして次に非常に大切なことが書かれています。「男らしく腰に帯をせよ」(38章3節・40章7節)という言葉が書かれています。神から発せられたこの言葉は、一人の人間として生き方の決断求めたものです。観念論的議論を続けるのか、あるいは、新たな生き方を選択するかです。人生は決断の連続です。しかし、神への決断こそ最大の決断です。自分の知恵や能力を頼った生き方と、神の愛といのちに生かされる生き方の選択です。この神の愛といのちに生かされる道がヨブが語る最善の道なのです。

3 生き方の選択へ心を向ける

神への信仰から与えられる神のいのちに生きることが、ヨブ記の中心テーマです。それは災難の種類やその大きさに関心を向けるよりも、むしろ、被災者自身の心を神に向ける必要性を語っています。災害の大きさではなく、被災者の生き方の選択に中心があるように見えます。傷ついた被災者が目前の被災の現実から逃げ出さずに、それとしっかりと向き合うためです。ヨブ記は現実がどんなに厳しくとも、どんなに悲しくとも、その現実と向き合う力は神から来ると語っています。神が生きて働く方であるという信仰が、被災で打ちのめされた魂に癒やしの水を注ぎ、清々《すがすが》しい風を送って、立ち上がる力を与えてくださると教えていると解釈できます。信仰とは、神を信じて飛び込むことです。信仰には飛び込む不安もありますが、飛び込んだ先では神の手がすくい上げてくれます。そこに救済が待っています。救済は、理屈や議論を越えて神の手の中に飛び込み、神のいのちによって生かされる体験です。

4 いたわりの共同体の形成

ヨブ記は、人間は自然の前に謙虚であれと教えていると解釈できます。人間は自然の恵みに生かされていますが、同時にその猛威に襲われる危険性の中にもいます。そして、災害への備えを日頃からする必要を教えられます。その一つには、自然災害を避けるための科学技術の発展への努力が必要でしょう。堅固な防波堤をつくる技術や防災機構も必要です。

しかし、それだけでは充分ではありません。不幸にも、被災した人が出た場合、傷を受けた者を慰め支えるための方策が大切になります。人間同志のいたわりの心や互いの絆《きずな》のつくり方、社会のあり方などが非常に重要になります。いたわりや思いやりを中心にした共同社会が必要になります。競争を中心にした社会は、災難が襲ってきたときには人間同志が支え合うことができません。

ヨブ記では、三人の友人たちが立ち代わり現れてヨブを慰めようとしました。友人たちにはヨブを助けたい思いはありましたが（2章11節）、かえって因果応報論を取り出して議論したので、ヨブを苦しめる結果になっています。いたわりや優しさに欠けた因果応報論は弱い者をかえって苦しめます。ヨブを助けたい気持ちだけは確かにありました。弱さを持つ人間の助け合いは、弱い者や傷ついた者の立場に立って、生きる道を探す姿勢が求められます。因果応報論を優先する思想は、罪人や誤って罪を犯してしまった善人には救いが届かないこともあるといえます。

5　新たな力を与えられる

最後の部分は、神が嵐の中から直接ヨブに語りかけます。それはヨブにとって非常にスピリチュアルな体験です。このスピリチュアルな体験が、ヨブの霊的な目を覚まさせ、自分自身に気づかせてくれました。つまり、人が人生観、世界観、価値観を形成するのは社会の中です。私たちは社会の中で他者を見て自分は何者であるかに気づいていきます。しかしそれだけではありません。スピリチュアルな体験をするとき、より深く、より多角的に自分に気づきます。スピリチュアルな体験をした人は、人間同志の関係やつながりを失っても、なお、かかわり続けてくださる神を見いだします。神は慈愛に満ち、いのちに満ち、傷ついた者のもとに下って来てくださる方です。神こそが私たちのいのちを支え、いのちに意味を与えるのです。人は神の次元から自分を見直して新たな力を与えられて再出発できます。スピリチュアルな体験は、弱い者や打ち砕かれた者に神の愛の手があることを体験させるのです。

四　危機の中にある生きる力と希望

三・一一の大地震、津波災害、原発事故で多くの方の生命と財産、仕事、生活の場が無惨に失われてしまいました。四方八方想像を絶する壊滅状態です。それを見た人の頭は空白になり、思考は停止し、言葉を失いました。ヨブの人生も家族、家畜、雇い人、健康が奪われました。災難の理由が見つからない事実がヨブを一層苦しめました。すでに見たように、正しい人にも、善人にも、信仰者にも災難は襲ってきます。ヨブ記は理由もなく深く傷つけられ、希望を奪われた人に語りかけています。ヨブ記は、神こそ破滅の中での生きる希望だと語っています。

ヨブ記では災難や悲劇に遭遇した人が嘆き、悲しみ、怒るのは当然のことだと言っています。ヨブのように神に「無垢な正しい人」（1章1節）と言われた人でも、自分の身に重なる悲劇が襲ってきたとき、神に不平を言い、呪うのです。しかし、不平、怒り、嘆き、批判を浴びせる私たちを神は見捨てないのです。むしろ、神自身が危機に飛び込んで来てくださると言っているように見えます。神は危機の中でもがき苦しむ私たちの傍らにいるために私たちの人生に介入してくださいます。それは、弱った人、傷ついた人が、ひとり残され悲しみを深めないためです。ヨブ記は、災害にあって嘆き悲しみ、生きることさえ放棄しようとする人に、声をかけてきて共に歩もうとされる神を示しています。生きる力と希望が神から来ると強く語っています。

第6章

被災と孤独

東日本大震災で被災された人たちの心の奥深くには、かつて経験したことのないような孤独があると思います。

被災された人たちは、時間がたち、次第に個人の生活を取り戻しはじめたころから、置き去りにされたような孤独の中に置かれているのではないでしょうか。

その孤独とはどのようなものでしょうか。どのようにして乗り越えていけばいいのでしょうか。

二つの孤独、ひとりぼっちで寂しい孤独（ロンリネス）と「たった独り」のかけがえのない存在としての孤独（ソリチュード）について、一緒に考えてみましょう。

人間の孤独感というものは、どこから来るのでしょうか。いつ、どんな状況で現れるのでしょうか。私たちはふだん、このようなことを問わないで生きています。仕事や勉強に忙しく、何かあっても人生の歯車が普通に回っているような時には、あまり孤独を感じないで生きていられます。

ところが、人生に何か大きな変化が起こり、心に恐れや不安が生じると、人は孤独を感じ、生きる意欲も落ちてきます。ことに何かを失ったとき、孤独感は大きく意識にのぼってきます。東日本大震災で被災された人たちの心の奥深くには、かつて経験したことのないような孤独があると思います。

では、その孤独とは何でしょうか。どのようにして乗り越えていけばいいのでしょうか。

孤独感とはどこから来るのか

被災者は孤独である、などと言われますと、私はそうではない、と思っておられる方もあるかもしれません。それより今は、「いわゆるストレス障害で悩んでいる」と言われる人のほうが多いかもしれません。

これは、今回の大地震のように生命に危険が及ぶほどの体験をしたり、そうした出来事や場面を見ることによって、心に深い傷（心的外傷）を受けた人が、精神的に強い恐怖感や無力感を感じている状態をさしています。その状態には個人差はありますが、まとめると、次のようなものです。

① 地震のことが何度も頭に浮かび、気分が悪くなる。
② 地震のことを考えたり話したりしたくない。
③ 神経が高ぶり、小さな物音などにも敏感に反応してしまう。
④ 罪悪感、不安感を覚え、また、悲しくなったり、ゆううつな気持ちになる。
⑤ 息切れ、動悸《どうき》、食欲不振、手足の震《ふる》え、睡眠障害などがある。

これらの精神症状や身体症状は、地震のような自然災害だけでなく、交通事故にあったり、犯罪被害を受けたようなときにも現れ、誰にでも生じるものです。一方、直接被災していなくても、過去に経験した災害の記憶や子ども時代に受けた不安や傷の痛みがよみがえってくるようなこともあります(フラッシュバック)。これも大きなストレス障害です。

なかにはこのフラッシュバックの度合いが強く、苦しみを受けた場面が何度も夢に出てくるほどの、また、傷を想起させる活動、場所、人物さえも避けたいと思うほどの状態が一カ月以上も続く、いわゆるＰＴＳＤ（心的外傷後ストレス障害）に陥ってしまう場合もあります。

ところで、このようないわば「心の被災」は、地震災害のように大勢の人たちと復旧・復興のために力を出し合って働いているようなとき、また同じ境遇にある者同士が精神的に励《はげ》まし合っているような状況下では、痛みを感じていても乗り越えていけているように感じているものです。しかし、時間がたち、次第に個人の生活を取り戻しはじめたころから、悲嘆感情が強くなってきます。

そうしたなかで、恐れや不安や悲しみの感情が深まっていくとき、そこには孤独（ロンリネス）が出てくるのです。とりわけ、家族や家を失い、仕事の見通しも立たないという喪失の体験は、ひとりぼっちという感覚を強くさせます。置き去りにされたような孤独感です。それは「傷ついた孤独」と言い換えてもよいでしょう。被災された人たちは、そのような孤独の中に置かれているのではないでしょうか。

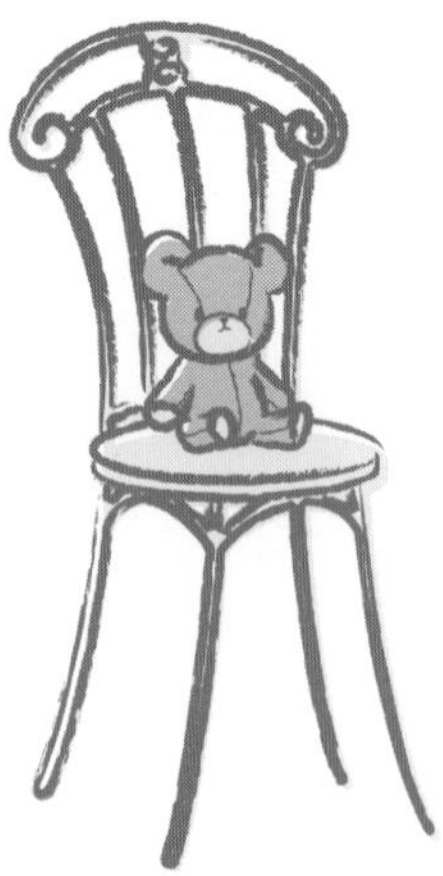

孤独の本質とは何か

ところで、この孤独をどう乗り越えたらよいのか、という課題を考える前に、孤独の本質についてふれておきたいと思います。このことは災害ストレスによる喪失や孤独の問題だけでなく、さまざまな試練に直面しながら人生を生きていかなくてはならない人間存在そのものが持つ孤独を考えるうえでとても大切なことだと思います。

このようにいうと、少々絶望的にも聞こえるかもしれませんが、人間というものは、本来孤独な存在であって、それを隠すことはできても、生きている限り、孤独がなくなるものではありません。それは、私たちがどんなに愛し合っていても、別々の自分を生きており、他の人が自分の心の中に入ることはできないし、自分が他の人の心の中に入ることもできないからです。ある人はこれを「実存的孤独」といいましたが、確かにそれが孤独の源といってよいでしょう。もし完全にこれを癒《い》やすことができるとすれば、神にしかできないと思います。

人間には本来そのような孤独な世界がありますから、ちょっとした不安や恐れがもとで、孤独（ロンリネス）はやってくるのです。その感情は単純にいえば、「ひとりぼっち」で寂しいという感じの状態です。ひとりぼっちというのはつながりがないということです。このことについてジャン・バニエ（知的障害者の施設「ラルシュ共同体」の創設者）は、『人間になる』（新教出版社、二〇〇五年）という本の中で次のように述べています。孤独の本質を突いた言葉です。

……孤独とは、自分が何にもつながっていない、まったく切り離されていると感じることです。また自分に価値がないと感じること、世界が自分に敵意をもっているように思われ、うまく生きていくことができないという絶望感のことです。……孤独は死の予感です。（四八頁）

こうした孤独は、日常生活の中で病気や事故、また人間関係や家族関係の悪化などによって生じる恐れや不安によっても現れ出てきます。自分がひとりで苦しみ、人からはわかってもらえないという孤独感です。そうした孤独の中での愛する者との死別ほど、深い孤独感をもたらすものはないと思います。

このことを考えますと、震災被災者のうち、家族や親しい関係者を失った人たちは、どんなにつらいことかと思います。最初の茫然自失期、復旧のための活動期を終え、普段の生活を取り戻すころになると、孤独を強く感じる時期を迎えることになるからです。これはとてもつらいことです。

加えて考えられることは、日本人の場合は、もしかしたら欧米諸国よりも孤独の度合いが大きいかもしれません。

というのは、日本人は、現代の傾向はともかく、元来、周囲の人たちと異なった生き方や考え方を持つことを好まず、和の文化を大切にし、ある意味で孤独になりにくい精神文化を形成してきたと考えられるからです。このたびのような大震災で、コミュニティを失い、それまでの人間関係も一気に断たれてしまうような事態に陥りますと（実際多くの人たちが、そういう事態に陥ってしまったのですが）、孤独の度合いは、想像以上に深くなるのではないでしょうか。自暴自棄になって生活を乱してしまう人も出てくる可能性もあるのです。

孤独をどのように乗り越えるか

では、この孤独をどのように乗り越えて生きていったらよいのでしょうか。寂しさという感情はどうにもならないものなのでしょうか。

ひどい孤独は希死念慮（死にたくなる気持ち）を引き起こしますから、危険なものでもあるのです。この危機を乗り切るためには二つのことが考えられます。

❶ 話をし、人とつながる

まず、誰かに話をする、つまり心のうちを聞いてもらうということです。話ができれば、孤立からは免れることができます。誰ともつながっていないというのは、心の危機といってよいでしょう。

可能ならば、黙って耳を傾けてくれる人がいいと思います。その場合、同じような苦しみを経験した人に聞いてもらうのは慰《なぐさ》めになりますが、聞き手の心の傷が癒やされていないと、かえって傷つけられてしまう場合もあることを、心にとめておきたいと思います。

ある被災者の言葉が今も心に残っています。

「何もしてほしくない、ただ黙って受けとめてくれるだけでよいのです」と。

これは、悲しみと孤独の中にある人の偽らざる気持ちではないでしょうか。本当に親身になって耳を傾けてくれる人に会いますと、自分自身の姿も見えてきて、心は落ち着いてきます。また、聞いてもらうと、否定的な感情は押し流され、自分が受容され、理解され、愛されているという感覚を持つことができます。時間はかかっても、やがて孤独の闇から抜け出ていくことができるのです。

❷ たった独《ひと》りの心の世界、本当の自分自身を大切にする

次に、孤独には、ひとりぼっちで寂しいという孤独（ロンリネス）と「たった独り」のかけがえのない存在としての孤独（ソリチュード）があり、同じ孤独でもその意味・内容は異なっていることを知ってほしいのです。

ソリチュードは、自分自身に立ち戻って、真に自分を生きている状態といっていいでしょうか。たった独りで本当の自分自身になっている状態と言い換えてもよいでしょう。

身近な例をあげますと、慌ただしい日常の務めや、精神疲労をもたらす人間関係から離れて、静か

なクラシック音楽を聞いたり、絵画を鑑賞したり、心が洗われるような読書をしたりしているときなどは、たった独りですが、深い喜びや静かで安らいだ気持ちになることができます。そこは、文学や芸術が生み出されてくる創造的な世界でもあります。ソリチュードです。

また、ソリチュードは、人間を超えた超越者（神）とつながる世界でもあり、祈りを通して深い安らぎと希望を得ることができるたった独りの心の世界でもあるのです。『旧約聖書』の詩篇に「わたしの魂よ、沈黙して、ただ神に向かえ。神にのみ、わたしは希望をおいている」（62篇6節）とあります。たった独りで沈黙して神に向かうことこそ希望だというのです。これこそがソリチュードが生み出す世界なのです。

私たちは、大きな苦しみや悲しみに遭遇しますと、初期の混乱とパニックの時期はともかく、やがて喪失感と孤独（ロンリネス）に襲われ、どうしたらよいかわからなくなります。しかし、そのとき、祈りの心を持って寂しい自分としっかり向き合っていくなら、ソリチュードに向かうチャンスを得ることができるのです。

大震災によって被災した人たちの心には孤独があります。しかし、この孤独が「たった独り」（ソリチュード）の自分を見いだし、新しいアイデンティティを形成していく契機となるならば、それは素晴らしい経験となるのではないでしょうか。

書籍紹介 2

悲嘆とグリーフケア

『〈突然の死〉とグリーフケア』

アルフォンス・デーケン，柳田邦男編

春秋社，2005，1890円

天災、事故、犯罪被害、自殺など突然に近親者を喪った人はどのような心理状態にあるのか。悲嘆ケアの研究成果をふまえつつ援助のあり方を探る。（出版社HPより）

『のこされた者として生きる ——在宅医療，グリーフケアからの気付き』

森清著

いのちのことば社，2007，630円

ターミナルケアに携わり、数多くの死を看取ってきた医師とともに、生きるとは何か、死ぬとは何かを考える。死の恐怖におびえる人や、のこされて悲嘆に暮れる人に贈る希望のメッセージ。現場で苦闘する医療関係者の方々にも指針を与える書。（出版社HPより）

『悲嘆とグリーフケア』

広瀬寛子著

医学書院，2011，2520円

家族，遺族，およびケアにかかわる看護師自身のグリーフケアをまとめた1冊。著者が本書では，個人カウンセリングでの語り，サポートグループでのつながりを通して，答えのない問題と向かい合う。緩和ケアに携わる看護師をはじめ，患者の死，家族の死など人の悲嘆に接するすべての人にお勧めしたい。（出版社HPより）

（編集部まとめ）

第７章

被災と牧師の役割

牧師は、自分の教会の関係者が被災した場合、すぐ対応しなくてはならないだけでなく、他の被災者・被災地域のためにも何ができるか考え、行動しなくてはなりません。

牧師にとって大切なことは、変わらず礼拝をささげること、そして、被災者の個々の心のケアを行うことです。また、教会・教団として、被災地のための募金活動やボランティア活動が計画された場合、積極的な協力・参加も求められるでしょう。

しかし、休みなく働いていけば、牧師もまた、ほかの支援者同様に、心身とも疲労し、被災者となる可能性があるのです。

牧師がなすべき働き

牧師には通常、教会の主たる働きである礼拝・伝道・牧会・教育・奉仕といった基本的な職務に加え、教会運営・管理という仕事があります。

そうした日常的な仕事の中で非日常的な突発的な出来事が生じた場合、そこにかかわる人の心の悩みや課題に対応していくことになります。このたびの大震災などがそうです。もちろん、自分の教会の関係者が被災されたらすぐ対応しなくてはなりませんが、それだけでなく、他の被災者・被災地域のためにも何ができるか考え、行動しなくてはなりません。

私個人のことをいえば、直接被災したわけではありませんが、すぐ教会で震災救済募金を開始し、寄せられた義援金をいくつかの救済機関・団体に送金いたしました。また「災害ストレス」について、最低限の学びをしていただく必要を感じ、特別研修会も開きました。加えて、私のかかわっている団体の関係で被災地を数回訪問し、牧師方にお会いして現場の声を聞いてきました。

さて、牧師がなすべき働きは、置かれている状況（被災地・非被災地）や教団・団体の活動計画によって異なりますが、ここでは主として、牧会配慮（パストラルケア）の側面から、心のケアについて述べたいと思います。

一　変わらず礼拝をささげること

まず、通常の活動ができる状態であるなら、普通の主日礼拝（日曜礼拝）をきちんとささげていくということです。

礼拝説教が支援計画の説明のようになってはなりませんし、震災がらみの話題ばかりになってしまっては、共感してもらうことはできても、出席者の魂の癒《い》やしにはなりにくいかもしれません。神の言葉である聖書の解き明かしをしていくなかで、礼拝者個々人が、自ら被災の現実に向き合い、み言葉から慰《なぐさ》めや励《はげ》ましを聞き取ることができるよう、礼拝をささげていくことが必要だと思います。

何よりも大切なのは、どんなことがあっても神が人間の歴史や現実の背後にあって、私たちと共におられることを伝えることが最も大きな務めであると信じて礼拝をささげることです。この神の現存と信仰の旅路を共に歩む同伴者が周りにいることを心にしっかりとめたいのです。

被災地に行って牧師方とお話しして、そのことをあらためて確認することができました。先生方が、こんなことを言っておられたのが印象的でした。

「ボランティアで奉仕に来てもらうことも大きな助けですが、日曜日の礼拝に来てほしい。一緒に賛美し、祈りをささげ、みことばに聞き、交わりを共にしてほしい」

というものでした。被災地では、みんなが同じ重い気持ちになってしまっているからだというのです。

こういう感じ方には個人差があり、心のニーズもみな同じではありませんが、人間は普段とは異なった生活のために心身にストレスを覚え、苦しくなってきますと、心静かに自分を見つめたり、また自分を超えた世界に心を向けたいと強く思うようになるものです。

このようなことを考えると、教会で礼拝をささげ祈るという行為は、非常に大きな心の支えになるのです。乱れた感情や思考が心の深いところで統合されるといってよいでしょう。また、こうした大震災が起きたような時は、生きることの意味や目的を問いたいという気持ちにもなりますから、聖書の言葉を聞き、祈るというあり方は、おそらく多くの人たちが無意識のうちに求めているものではないでしょうか。

二　聴くこと・共にいること

牧師にとって次に大切なことは、被災者の個々の心のケアを行うことです。前述したように共に礼拝をささげられるよう時間と場所を提供するとともに、個別的に特別な牧会配慮（パストラルケア）

をすることが求められます。これを一般的には心のケアといってよいでしょう。

❶ 聴くこと

それにはまず、「聴く」ということです。理解的、共感的な態度を持って、被災して傷ついた心の声に耳を傾けるのです。といっても、それは悩みを聞き出すということではありません。被災者はトラウマ体験を話したがっていると考えたりしないことです。また、自分が過去に同じような経験をしていても、わかったような顔をしないということが必要です。心の傷の痛みは、その人にしかわからない部分があるからです。

もう少し丁寧にいうならば、苦しみや悲しみや痛みの中にある人が、心の奥にある感情を出せるように気持ちに寄り添って聴くということです。注意しておきたい態度は、次のようなものです。

①　批評的・論評的態度　②　解釈的態度　③　調査的態度　④　支持的態度（安易な励まし）

これらについて、ここでは解説を省略しますが、とくに③の調査的態度は、意識してそうしないようにしたいものです。根掘り葉掘り聞かないことです。『新約聖書』のヤコブの手紙に「だれでも、聞くのに早く、話すのに遅く、また怒るのに遅いようにしなさい」（1章19節）とありますが、このような悲嘆に際しては、とくに心がけたいケアの心です。

❷ 共にいること

被災者への心のケアについては、喪失感や悲哀感、また、罪責感や怒りの感情に対する「共感」と心理的・霊的ケアを取り上げなくてはなりませんが、ここでは、それらすべてのケアの前提となるべき牧師のあり方について考えてみたいと思います。

それは、「共にいる」、「そばにいる」という、簡単そうに見えて最も難しい奉仕です。人は悲しみや苦しみに遭遇すると、誰かそばにいてほしいと思うものです。それは孤独になるからです。「共にいる」というケアは、具体的には、傾聴、受容、共感、沈黙などを通して行われていきますが、そのあり方の一つは、実際に時間と空間を共にし、そこに「いる」(存在)ことです。これは存在を通して「あなたのことを大切に思っていますよ。忘れていませんよ」と相手に伝えることなのです。

それともう一つのあり方は、そこに「いない」(不在)けれど、心のつながりの中で相手と心を共にすることです。これは信頼関係ができると可能になります。ヘンリ・ヌーウェンが『傷ついた癒し人』(日本基督教団出版局、一九八一年)の中でこのことを語っています。これはケアの大事な視点です。

不在において、遠く離れた所から、想起の中で、私たちは新しい仕方でお互いを理解する。……想起の中で、私たちはお互いの魂にふれることができ、また常に深まって行くコミュニケーションを可能にする……（一七〇頁）

人は離れていても、自分のことを大切に思っていてくれる人の存在によって、支えられていくのです。たとえば、病者を訪問し、帰るとき、「また来週伺いますね」とか、「今度、あなたの読みたがっていた本を探して買ってきますね」などと、約束をはっきり告げて別れた場合、訪問予定の日まで、会うことがなくても、相手の心の中にいることになるのです。その時そこに「いる」のです。このように「共にいる」というとき、一緒に「いる」だけでなく「いない」場合もそれは可能なのです。

イエス・キリストは、「わたしは世の終わりまで、いつもあなたがたと共にいる」（マタイによる福音書28章20節）と言って世を去られました。イエスを信じる人たちが、目には見えなくても「イエスが共にいる」という体験をしているのと似ています。

三　自分のケアをすること

さて被災者に対する牧師の役割は、基本的には礼拝でみ言葉を伝えることと、聴くこと・共にいることを中心とした牧会配慮（パストラルケア）なのですが、教会・教団として、被災地のための募金活動やボランティア活動が計画された場合、積極的に協力・参加したいものです。教会の福祉活動の一環として位置づけてよいでしょう。

ただ、このたびのような緊急事態が発生した場合、牧師はリーダーとして活動しなくてはならないため、精神の疲労度はかなり大きく、ストレスの値も当然高くなることを理解しておきたいのです。とくに、さまざまな相談やカウンセリングなどに時間を割き、その要望にすべて応えようとすると、いつしか牧師も次第に被災者となってしまうことがあるのです。

たとえば、牧師本人は気がついていなくても、被災者・被災地のために何か役立つことを実践し、救援活動に参加していないと落ち着かなく、罪責感を感じているような場合があります。あるいは逆に、震災の話はしたくない、思い出したくない、また被災状況などもあまり知りたくない、それどころか不自然と思うほど明るい話をしようとする場合があります。これらはやはり、災害のストレス反応と考えてよいでしょう。人の心はつらくてやり切れなくなると、いろいろな自己防衛規制が働くのです。牧師も十分被災者となりうるのです。

そもそも大規模災害では、社会全体が直接、間接に被災し苦しむことになります。悲しみや痛みに真正面から向き合うのはつらいものです。向き合っていくうちに、自分が元気であることを責めるということも起きてきます。いわゆるサバイバーズ・ギルト（生き残った者の罪責感）です。これは、程度はともかく、無意識のうちに誰もが多少抱いている負い目の感情だろうと思います。

いずれにしても対人援助の立場に立つ者は、与える側ですから、心身とも疲労していく可能性があります。そうしたなかで必要なのは、休むことと人との暖かな交わりを持つということです。心身をリラックスさせ、新しい力を得て現実に向き合うことです。イエスは弟子たちを伝道に遣わした後、彼らが戻ってきたとき、「さあ、あなたがただけで人里離れた所へ行って、しばらく休むがよい」（マルコ6章31節）と言われたのです。「弟子たちを強いて船に乗せ」という言葉も出てきます。休むことは、健康な精神生活を回復させるためにも、また、より創造的で実り豊かな働きをするためにも必要不可欠なことなのです。

ところで、私はこのたびの大震災の折、ふと、若いころに読んだドイツの神学者ヘルムート・ティーリケの『神の沈黙』（ヨルダン社、一九六九年）の中に書かれていた言葉を思い出したのです。その言葉が震災の被災者にどのように響くものなのか想像がつきませんが、これが世界大戦という苛酷で痛ましい状況を背景にして書かれた文章であることにリアリティを感じるのです。信仰の立場からのものですが、ここまで言い切れる世界があることに深く感動したのです。結論に替え記すことにしました。

あらゆる人間的な保証が消え去ったとき、仕事のあてもなく道端に座っているとき、人々が自分から離れて行くとき、家が軒並み崩れ落ちるとき、あるいは愛する友が死に、寂しさがわれわれを包むとき、まさに、かかる一寸先もわからなくなった時こそ、われわれの人生の最も祝福された時なのです。
そのときこそ、神はわれわれにとってすべてとなりたもうからです。その時はじめて、神がわれわれにとって、父の家と友だち、母の手と日毎の糧、枕すべき場所、憩いを見出しうる胸となります。そこでわれわれは再び空の鳥、野の百合と全く同じになって言います。わたしは何も持っていない、しかし今こそ神の御業がわたしにとってすべてとなる、と。（五八、五九頁）

第8章

被災地支援者のメンタルヘルス

支援者が心身ともに健康な状態にいることで、はじめて、支援活動が続けられる。このことはとても大事なことです。

・自分があまりに無理をしすぎていないか。
・支援者としての傷つき、疲れ、むなしさ、焦《あせ》りを溜《た》め込んでいないか。
・以前の暮らしを維持できているか。
・支援活動を理想化しすぎていないか。

など、定期的に自己チェックをして、自分の心身をいたわり、自分のメンタルヘルスのための手当てを心がけましょう。

支援者のメンタルヘルスのために

　支援者は第二の被災者になりかねないといいます。被災地にかけつけた支援者は、その地で災害の惨状を目のあたりにしてショックを受けますし、平時とはおよそかけ離れた環境で活動することで、大きなストレスを感じます。

　また、被災者のことを思い、つい無理をしがちで、自分の限界を超えて頑張ろうとします。一方で、そういう思いを必ずしも相手に受けとめられてもらえるとは限らず、（もちろん支援者側の認識不足、力不足の場合もあるのですが）、被災者からのクレームや反発を受けて、気持ちが落ち込むこともあります。

　このように、支援活動はやりがいもありますが、同時に支援者自身が過度に疲弊し、傷つくことがままあるのです。

　大切なことは、支援者が、その活動がどのようなものであろうと、平時とは違った心の負担を負うという事実を、あらかじめ自覚することです。そのうえで、自分の心身をいたわり、自分のメンタルヘルスのための手当てを心がけることが大切です。支援者が心身ともに健康な状態にいることではじめて支援活動が続けられるわけですから、このことはないがしろにはできません。

自分の心の状態を知る

今の自分の気持ちを振り返ってみましょう。支援活動に対して大きなストレスを抱えすぎると、次のようなことが起こることがあります。

①　こころが消耗する
＊一日のはじめに、仕事（活動）に出るのが嫌になる。
＊こころも体も疲れ果てたと感じる。

②　人に対して冷淡になる
＊こまごまと気配りすることが面倒に感じる。
＊同僚や被災者と、何も話したくなくなる。

③　やりがいを感じなくなる
＊我を忘れるぐらい仕事（活動）に熱中することがあったが、今はない。
＊今の仕事（活動）に心から喜びを感じなくなっている。

一般に、自分の心が消耗していると自覚するのは、かなり疲弊が進んでからのことです。最初は、②や③の自覚から始まるといわれています。

定期的に自己チェックをしてみてください。

支援者のメンタルヘルスの原則

〈支援者のメンタルヘルスの原則〉を考えてみましょう。

❶ 自分が何でもできるわけではないと自覚する

第一に、支援者は、自分が何でもできるわけではないのだという自覚を持つことが必要です。非常時においては、気負いすぎて、いつも以上に目標を高く掲げてしまうことがあります。冷静になって、自分の限界を認めていくようにしましょう。

具体的には、睡眠や休息を確保するように努めたり、一人で仕事を抱え込まないように周囲とよく話し合っていくことが必要です。また、自分があまりに無理をしすぎていないかどうか自問していきましょう。

❷ 話し合う、語り合う

第二に、自分の支援者としての傷つき、疲れ、むなしさ、焦り、こういったものを仲間に聞いてもらい、話し合うことで、自らを癒《い》やし、リフレッシュすることが必要です。これは単に自分のメンタルヘルスのためばかりでなく、新しい洞察やヒントを得るきっかけにもなり、支援チーム全体を機能させ、高めていくことにもつながります。

また、私的な語り合いも大切ですが、ミーティングや反省会など、あらかじめ支援グループ内で、語り合うプログラムを導入しておくことも意味があります。

このように公私にわたって、語り合いましょう。

語り合うからこそ、被災地支援という大変な活動を維持していけるのだともいえます。

❸ 日常と非日常のバランスを保つ

第三に、被災地にあっても、自分の日常を守る工夫が必要です。自分なりの日課や気晴らし、娯楽などを、かなり意識して取り入れることは大切なことです。被災地という「非日常」にあっても、一日の作業が終わり一人になったとき、前からの生活と同じ暮らし方をすることが理想です。

とくに日中の支援活動から自分の生活に戻るときに、節目を設けることは役に立ちます。ある人は家族や恋人にメールを送ったり、ある人は街歩きをしてクールダウンをしたり、人それぞれにいろいろな節目がありえます。自分にあった節目を考えてみましょう。

❹ 支援活動を理想化しすぎない

第四に、支援活動をあまり理想化しすぎないことも大事なことです。災害地での支援活動の多くは、あらかじめ準備をつくして活動をしているわけではありません。むしろ、既存のシステムの及ばないところに率先して出かけていきます。ですから、困難な状況のなかで、人の善意というか、人が人と関係をつくろうとする素朴な力に支えられています。当然、平時には経験できないような、強烈な連帯感を味わうこともあるでしょうし、逆にどろどろとした煩《わずら》わしい人間関係を味わうこともあるでしょう。それは被災者との関係でも、支援者同士の関係でも起こるものです。いずれにしろ、支援者は、濃い人間関係を味わうことは避けられないのです。

生々しい人間関係のあつれきを体験しても、悲観しすぎることなく、状況を冷静に受けとめ、自分の責任を果たしていきましょう。

❺ 支援活動を終えてから気をつけること

最後に、被災地での支援活動を終え、支援活動以前の場に戻ってきた後のことについて考えてみましょう。

一般に、帰宅後も、被災地での経験を思い出し、興奮状態が続きます。また、思い出すことを煩わしく感じ、考えないようになる場合もあります。

しかし、気持ちのおさまりのつかないままにしておくと、普段なら何でもないようなことにも過敏に反応して、感情的な言動に出ることもあります。

大変な支援活動をした人であれば、こうしたことは誰にでも起こりえるものです。休養を積極的に取るようにしたり、少し落ち着いてから、家族や友人など身近な人に話を聞いてもらうようにしましょう。

帰宅後、いつまでも不調が続くようであれば、専門家に相談するとよいでしょう。

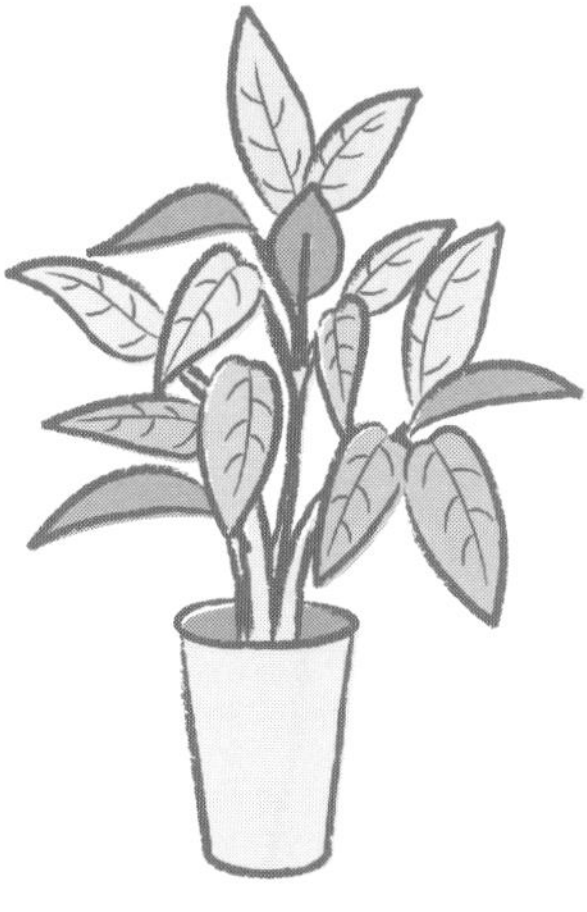

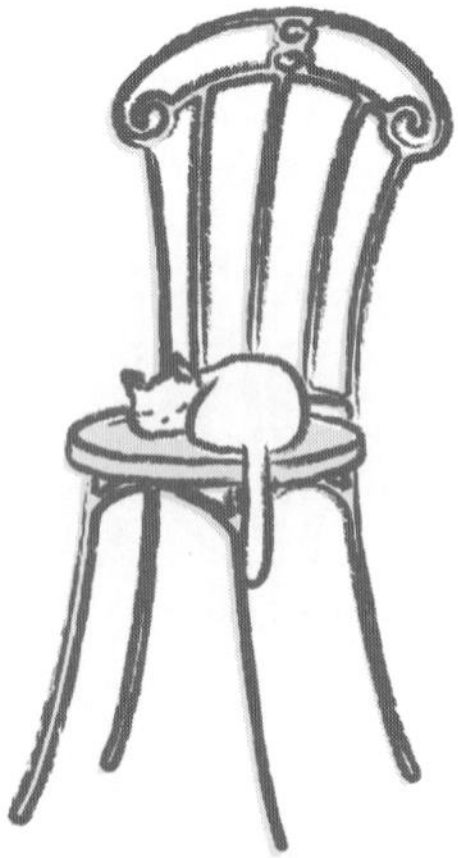

第９章

被災地から
離れて住む人のメンタルヘルス

被災地から離れて住む人の受けるダメージは、目に見えづらい分、見過ごされることがあります。

心理的な被災の擬似体験により、一見タフな人でも、いらいらしたり、無気力になったり、逆にハイテンションになったりします。何事も悲観的に考えやすくなり、柔軟さのないぎすぎすした人間関係も生まれやすくなります。

こうしたことは当然起きるものなのです。このことを理解しておくことが大切です。

被災地から離れていても受ける影響

被災地の人の心身のダメージがいかに大きなものであるのかについては言うまでもありません。しかし、被災地から離れて住む人もまた、ダメージを受けます。目に見えづらい分、見過ごされることもあります。

一般に、被災地から離れて住む人は、被災地にいる人に比べれば、生活のダメージも少なく、何よりも大切な人との死別という深刻なダメージを免れていることが多いでしょう。多くの人は、気持ちが前向きで、節電に励《はげ》み、義援金を出し、被災地支援のために、何かアクションを起こしたいと願いながら生活を送っているのではないでしょうか。

けれども、人は直接被災していなくとも、大規模災害の影響を受けます。テレビ報道などを通して心理的に被災を擬似体験することになります。今回の災害は、それに原発事故や放射能汚染の問題も加わっています。

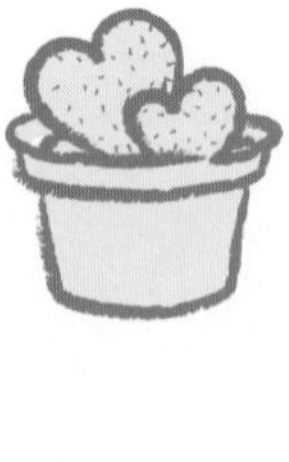

心の中で何が起きているのか

もちろん、物理的なさまざまな影響をこうむります。たとえばある人は、参加しようとしていた大きな行事やイベントが中止となりましたし、ある人は仕事に甚大な支障が出たりしました。しかし、被災地の人を思うと、それらに不平不満を述べることははばかられ、そうした思いを溜《た》め込みやすくなります。また被災を免れたことに安堵《あんど》する気持ちと、そう思う自分に嫌悪を抱く気持ちとで揺れることもあります。

このようなストレスが一気に訪れることは平時にはないことです。ですから、タフな人でも、いらいらしたり、無気力になったり、逆にハイテンションになったりします。何事も悲観的に考えやすくなり、柔軟さのないぎすぎすした人間関係も生まれやすくなります。

しかし、こうしたことは当然起きるものなのです。そのことを理解しておくことが大切です。大災害の後の心の揺らぎは、事態を受け入れ咀嚼《そしゃく》する健康な心の営みですし、自らの心の回復の作業が続いている証しでもあるのです。

もっとも、日常生活に支障が出るレベルで不調が続くような場合は、専門家に相談することをお勧めしたいと思います。

何を心がけたらよいのか

❶ バランスを崩さないようにする

被災地から離れていることでかえって、「こんなときに自分の仕事をしているべきではない」、「被災地の人を思えば、もっと何かをすべきだ」と、ふと思うことが多いのではないでしょうか。大事なのは、「日常生活を守る」と「被災地を思う」という、この二つの極をどちらも大切なものとして受けとめることです。とかくどちらかに傾きやすく、バランスを失ってしまうことになりがちだからです。

被災地から離れて住む人へのアドバイスとしてよくいわれることは、次の事柄です。

*災害報道のテレビを見過ぎない
*日常生活をこなす
*自分の気晴らしや娯楽を大切にする

これらは要するに、「日常生活を守る」側を犠牲にしすぎてバランスを崩してしまわないように注意をしましょう、といっているのです。

❷ 無理をせず、できることから始める

「日常」を守ったうえで、可能な範囲で始められることを行動に移すことも大切です。節電や義援金もありますし、地域社会や各種団体が用意している多様なボランティア活動もあります。ただ、今回のような大規模な災害への支援は、長期戦になります。一年後も三年後も間違いなく支援が求められていきます。いろいろな時期に、いろいろな局面で、違った出番が回ってくるかもしれません。また支援者の支援、という働きもあるはずです。そうしたことを念頭に置き、くれぐれもバランスをとりながら、できることから挑戦するようにしましょう。

❸ 語ること、語り合うことを大切にする

自分のメンタルヘルスのために、自分の感情や考えを他者に語り、また語り合うことは大切なことです。このことは被災者にも、それを支援する人にも、そして被災地から離れて住む人にもあてはまります。

身近な友人や家族などに、いつも以上にそうした機会を持つよう心がけましょう。学校や教会、各種の集まりでも、さまざまな機会を通して、参加者が震災後の自分について語り合える場を積極的に用意することが望ましいと思います。

不透明な状況に対処するには

❶ はじめからどちらかを切り捨てない

「日常」と「被災地」の双方が大事であるのと同じように、復興や援助にあたっても、私たちが感じる二つの極があります。それは、神の奇跡的な介入を期待することと、無力な人として小さな努力を積み重ねていくことの二つの極です。どちらも同時に大切なもので、どちらか一方を切り捨てるようなものではありません。

また、情報が十分にないときにはとくに気をつける必要があります。事態がどう進んでいくかという大きな問題に加えて、白黒つけられず曖昧《あいまい》な状況を受けとめつづけることへの精神的な負担も見過ごせない問題となります。私たちは、曖昧な状況にあっては、楽観的な展開と悲観的な展開との二つの可能性を、その都度受けとめていく必要があるのだと思います。

❷ 心のための儀式や習慣を大切にする

心には、生活の見通しや節目が必要です、大規模な震災は、こうしたものを壊してしまいます。新しい出発には、広い意味での宗教性のある儀式が求められていると思います。

ある人は、個人の生活の中で行事の記録や日記を書きはじめたりしています。ある学者は、原発事故問題に関連して、日本社会として人間の理解を越えた力を鎮《しず》める儀式のようなものを今後再興していくことを提案しています。またある支援団体は、東北の地に「置き薬」プログラムを実際にスタートさせ、定期訪問のネットワークづくりを構築しようとしています。

日本の再出発に向けて、個人としての節目、社会の節目をつくっていけるように、いろいろな工夫を出し合っていきたいものです。

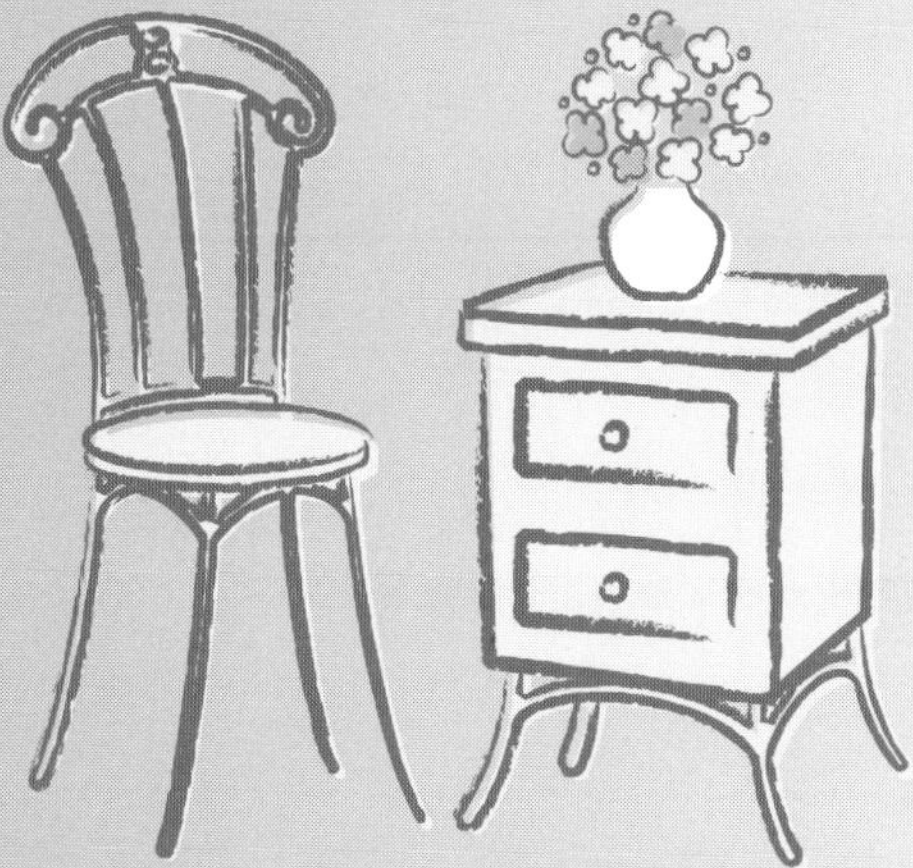

執筆者一覧

村上　純子（聖学院大学非常勤講師、臨床心理士）
1章、1章コラム、2章

平山　正実（聖学院大学大学院教授、精神科医）
3章、4章

窪寺　俊之（聖学院大学大学院教授、元淀川キリスト教病院チャプレン）
5章

堀　　　肇（聖学院大学総合研究所カウンセリング研究センターカウンセラー・講師、鶴瀬恵みキリスト教会牧師）
6章、7章

藤掛　　明（聖学院大学大学院准教授、臨床心理士）
8章、9章

被災者《ひさいしゃ》と支援者《しえんしゃ》のための心《こころ》のケア

2011年10月20日　　初版第1刷発行

編　者　聖学院大学総合研究所カウンセリング研究センター

発行者　大　木　英　夫

発行所　聖学院大学出版会

〒362-8585　埼玉県上尾市戸崎1-1

電話 048-725-9801 ／ Fax 048-725-0324

E-mail : press@seigakuin-univ.ac.jp

印　刷　株式会社 真興社

ISBN978-4-915832-93-2 C0011